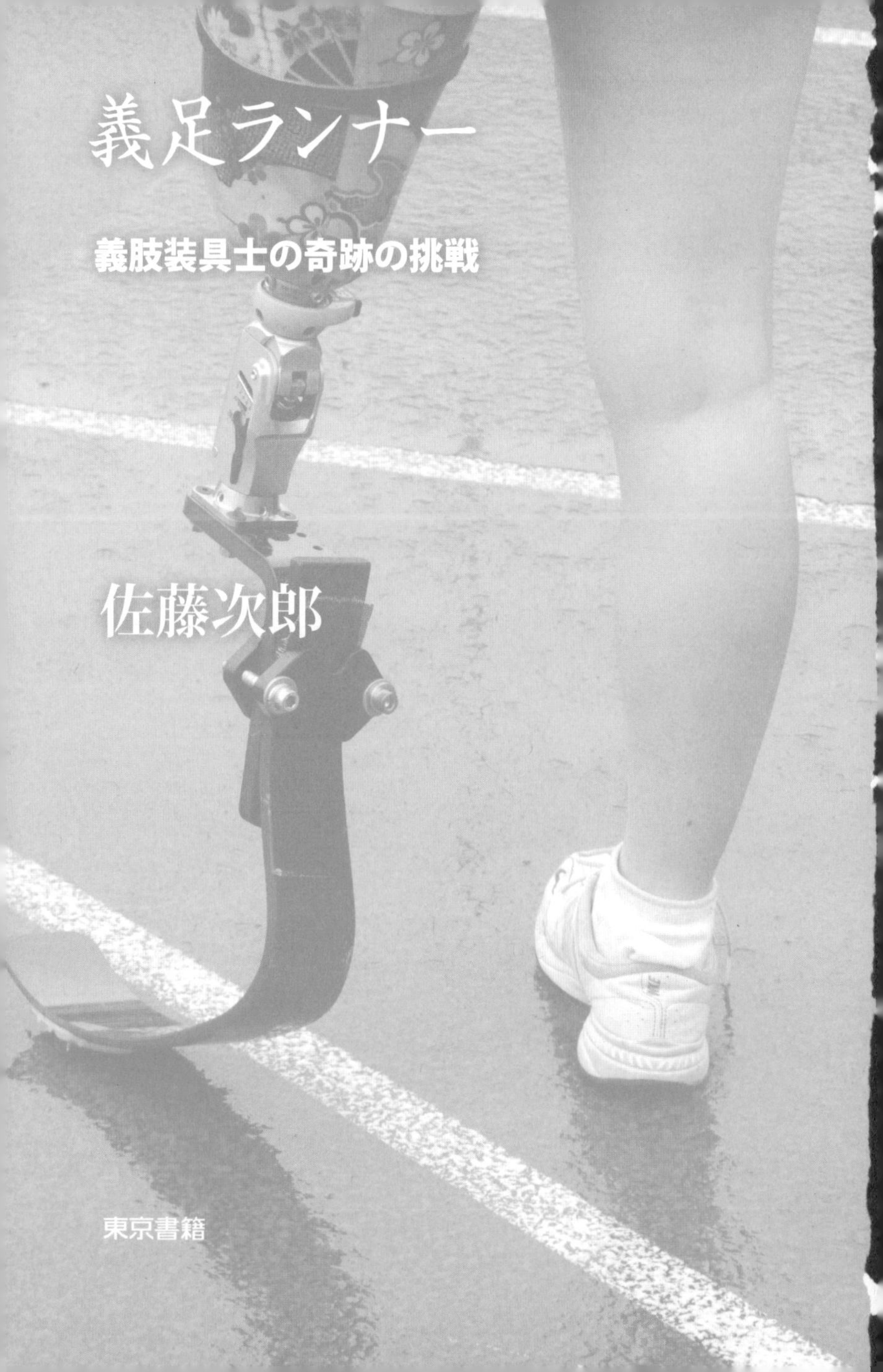

義足ランナー

義肢装具士の奇跡の挑戦

佐藤次郎

東京書籍

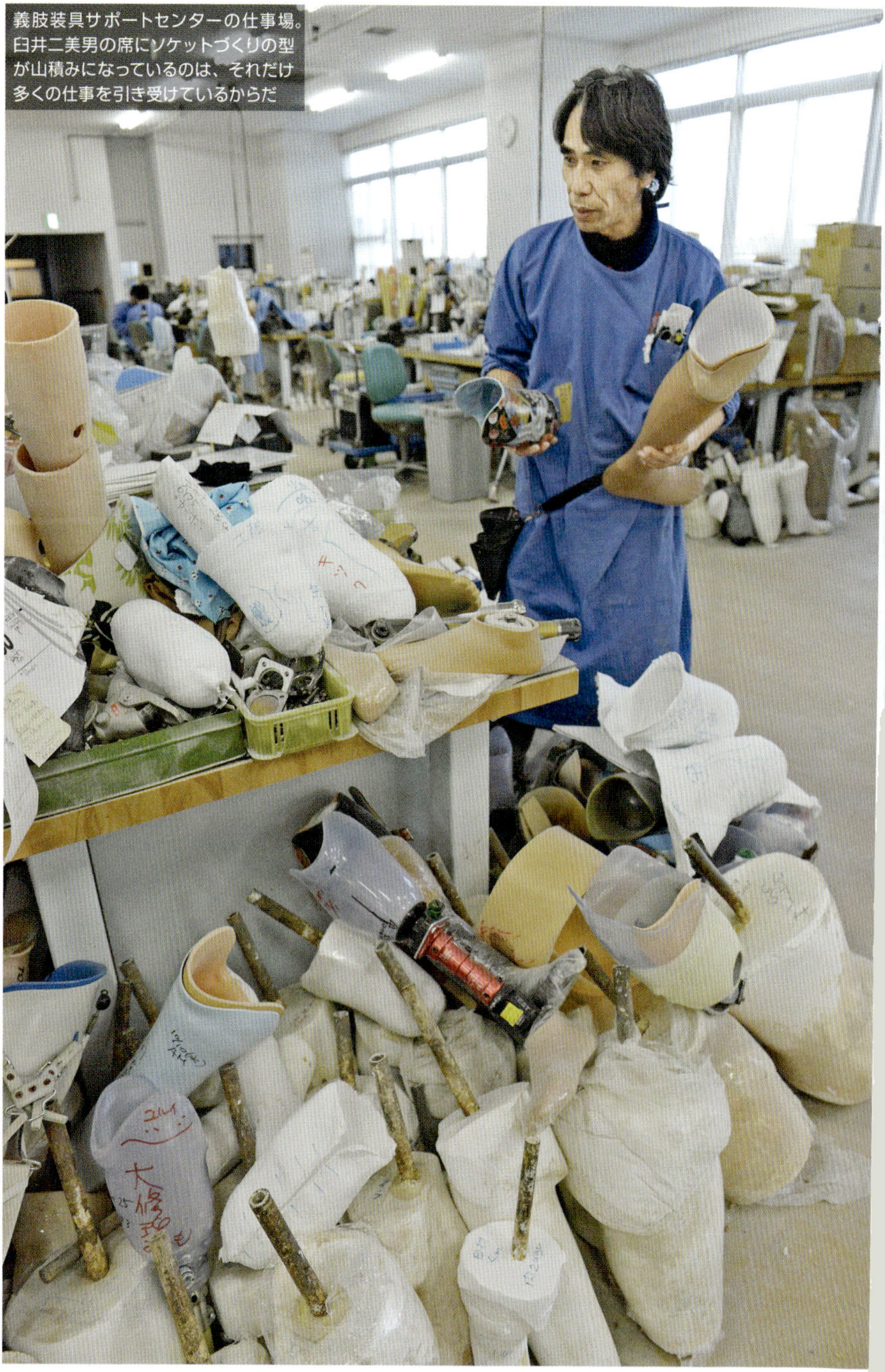

義肢装具サポートセンターの仕事場。臼井二美男の席にソケットづくりの型が山積みになっているのは、それだけ多くの仕事を引き受けているからだ

2. | 1.

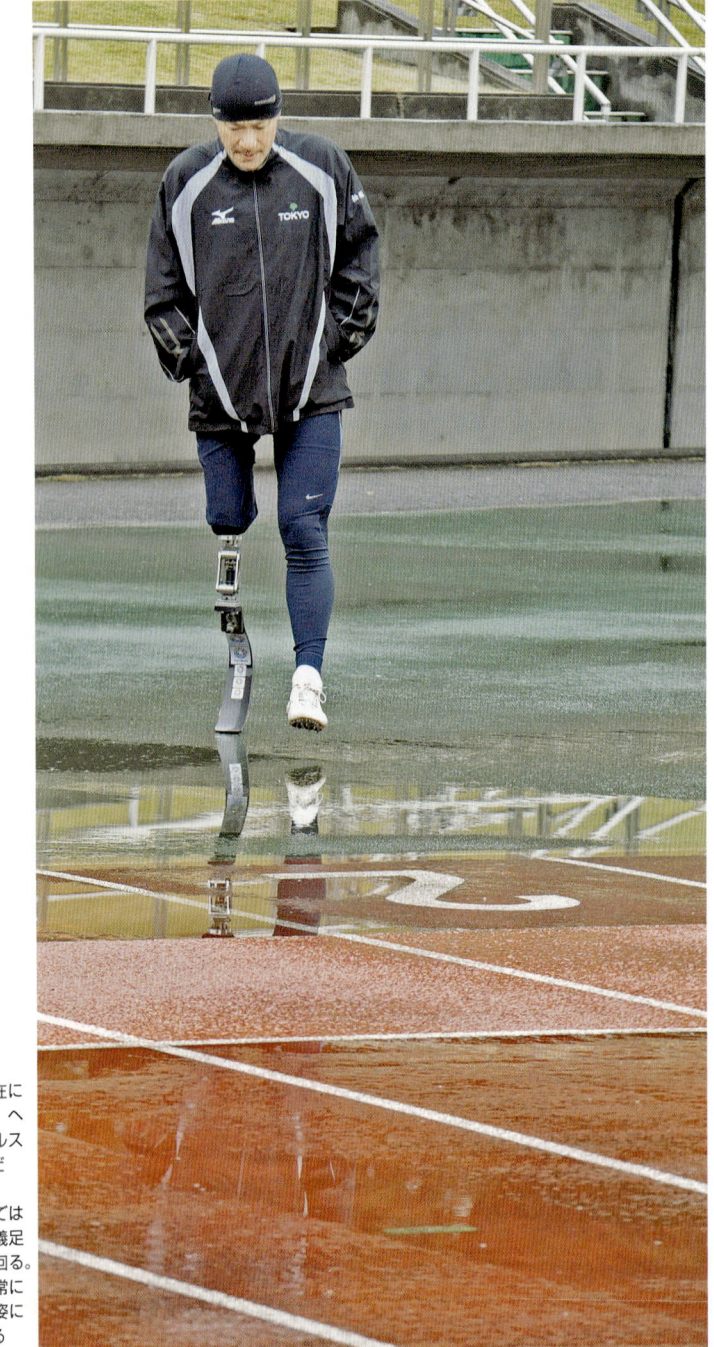

1. 大腿義足を自在に操る松坂雅美。ヘルスエンジェルスのよき兄貴分だ

2. 大会や練習会では休む間もなく義足の調整に駆け回る。臼井の視線は常に走り手たちの姿に向けられている

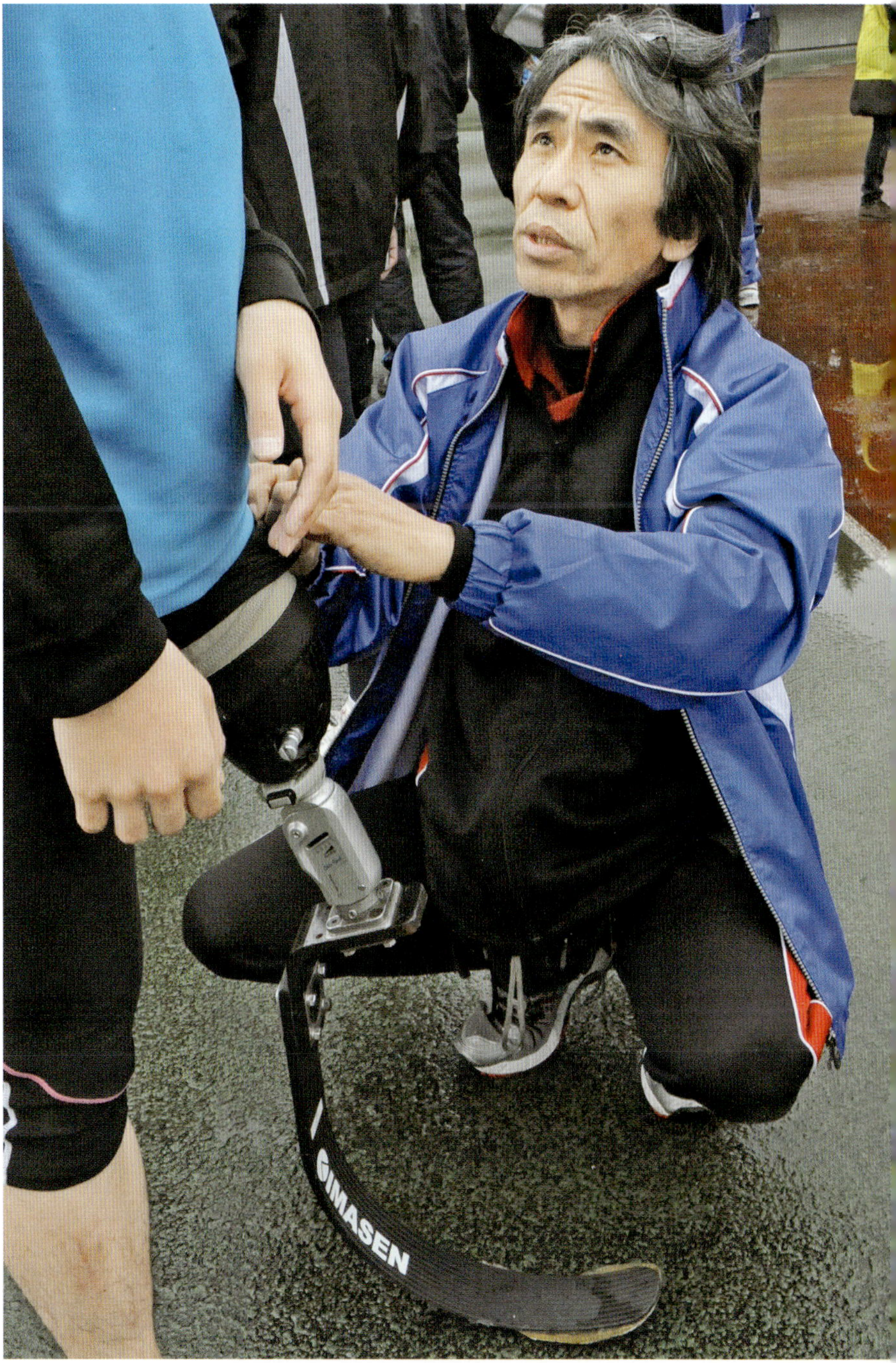
IMASEN

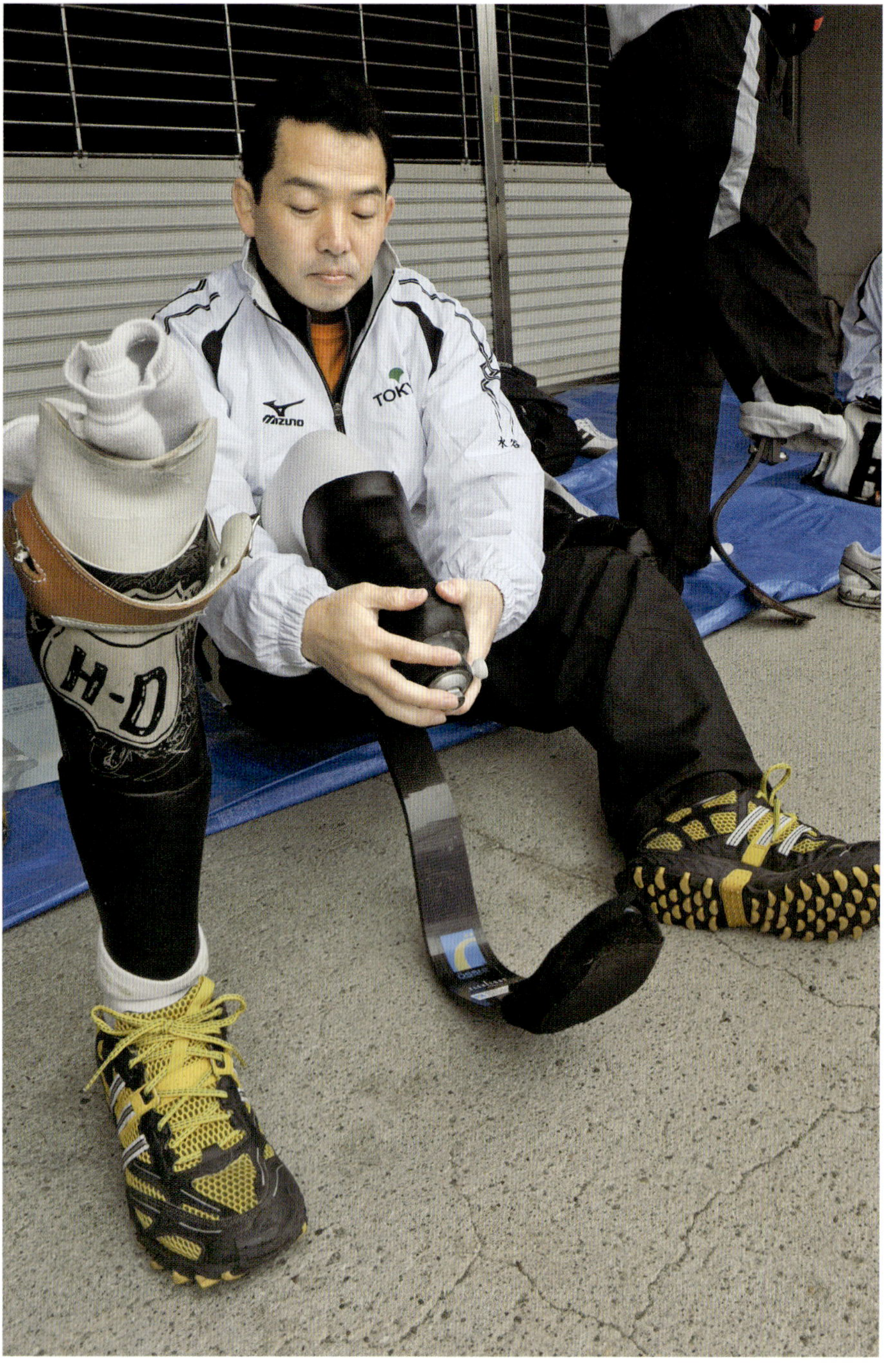
MIZUNO
TOKY
H-D

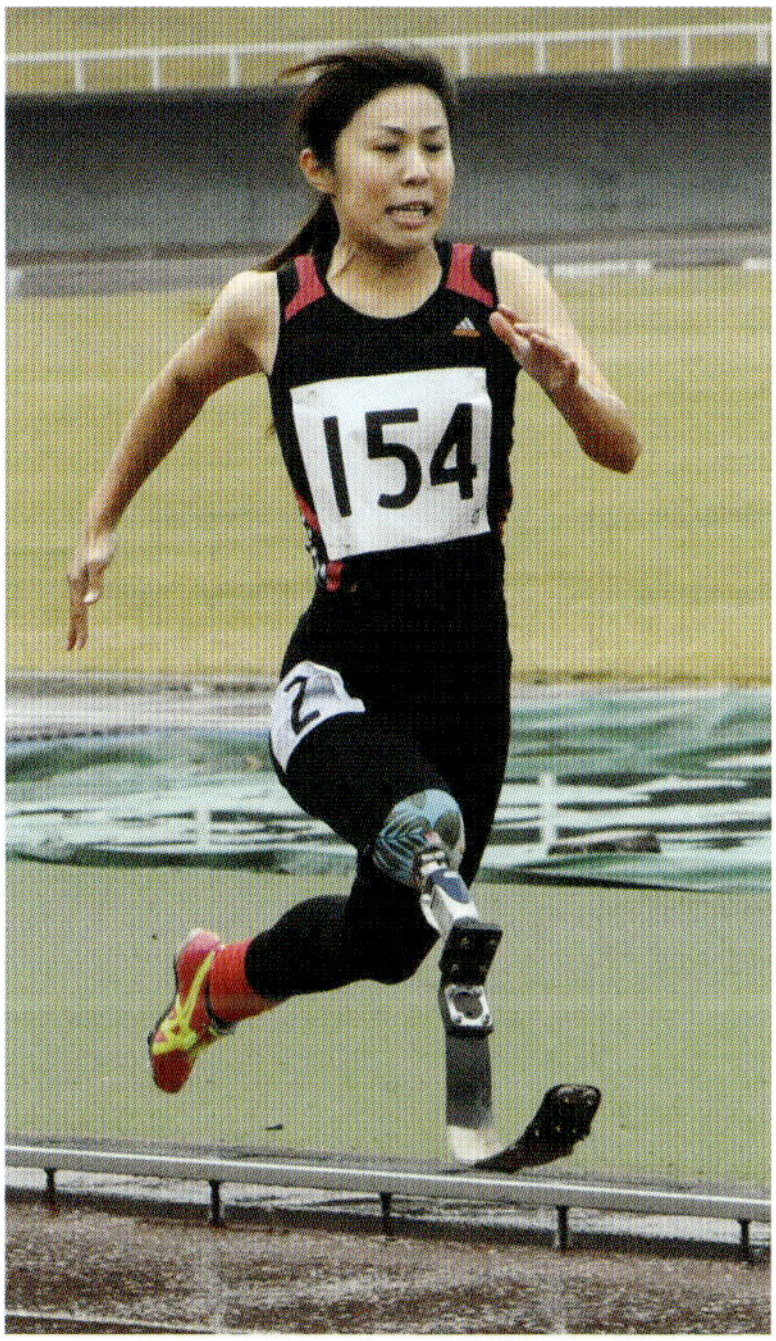

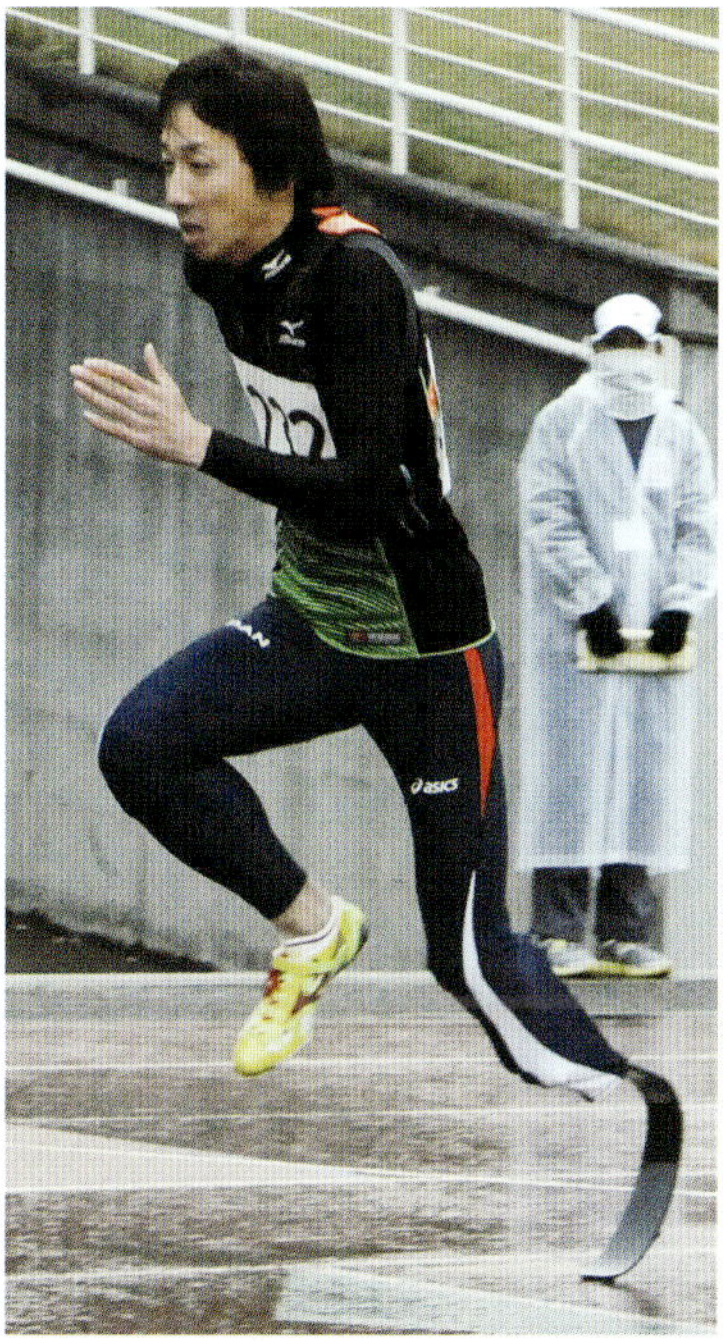

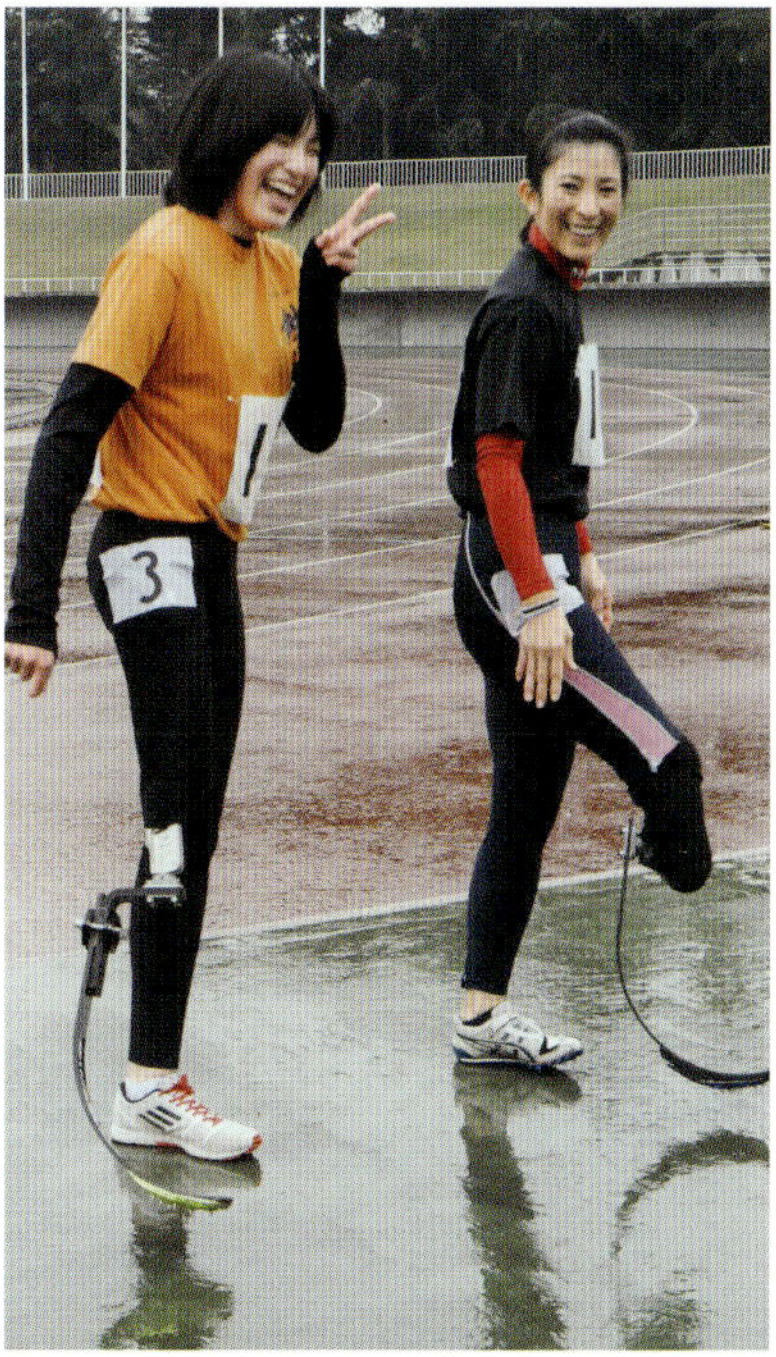

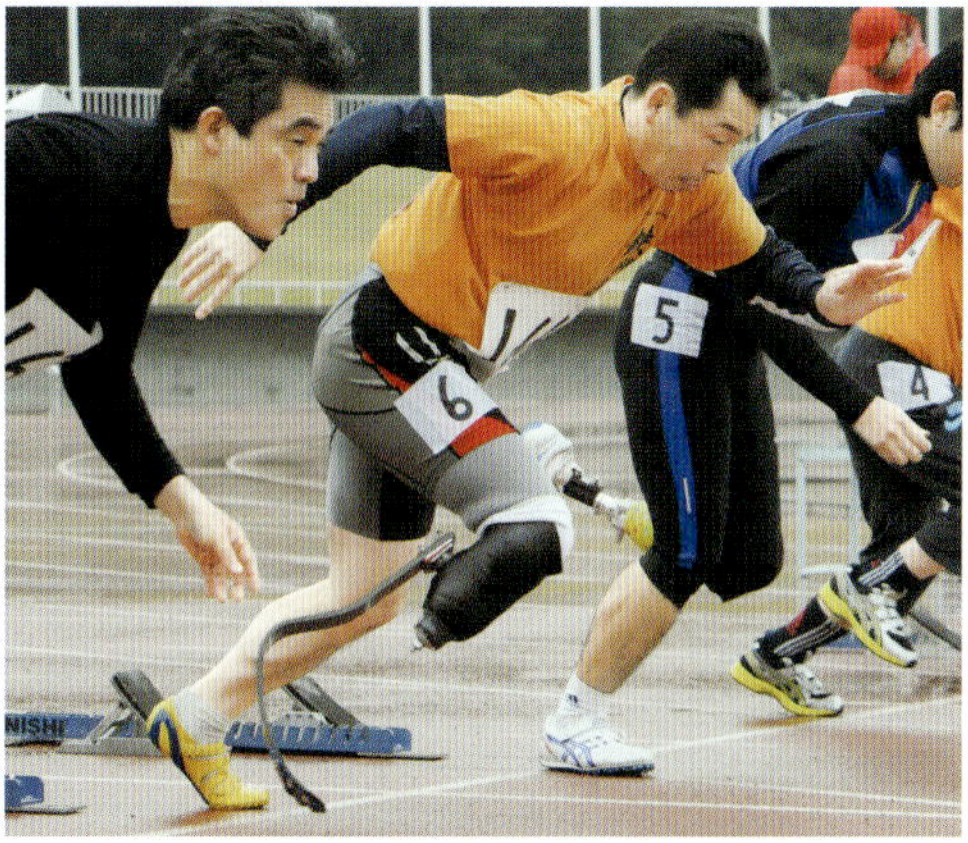

4. 2. 1.
5. 3.

1. ふだん使う義足（左）を競技用に手早く替える。水谷憲勝が走る準備を整える
2. 鋭くしなやか。春田純の走りはどこでも際立っている
3. スタート。競技用義足が力強くトラックを蹴る
4. 大西瞳が疾走する。小柄な体のダイナミックな躍動
5. ヘルスエンジェルスの女性メンバーたち。いつも笑顔が絶えない

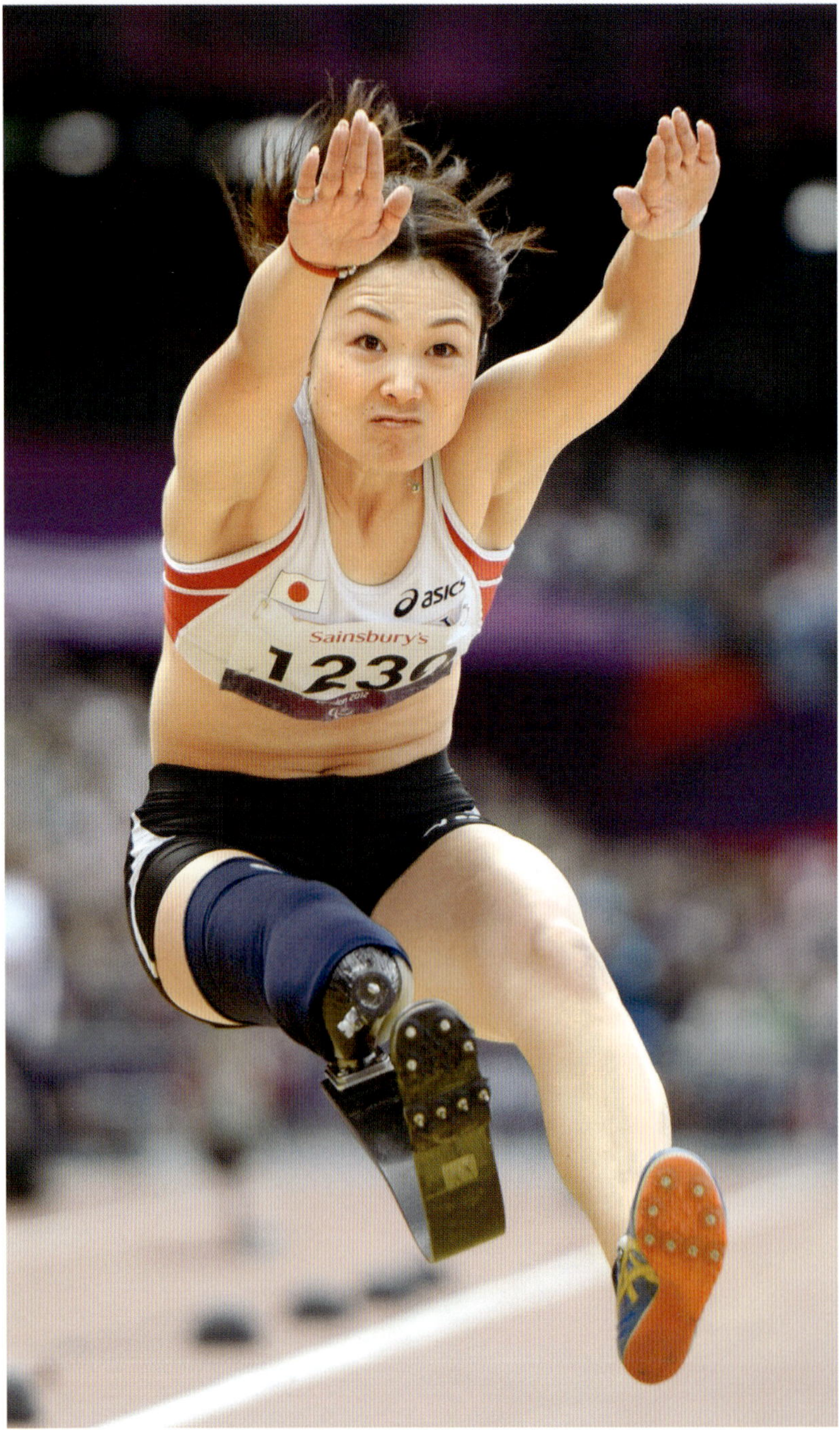
asics
Sainsbury's
1230

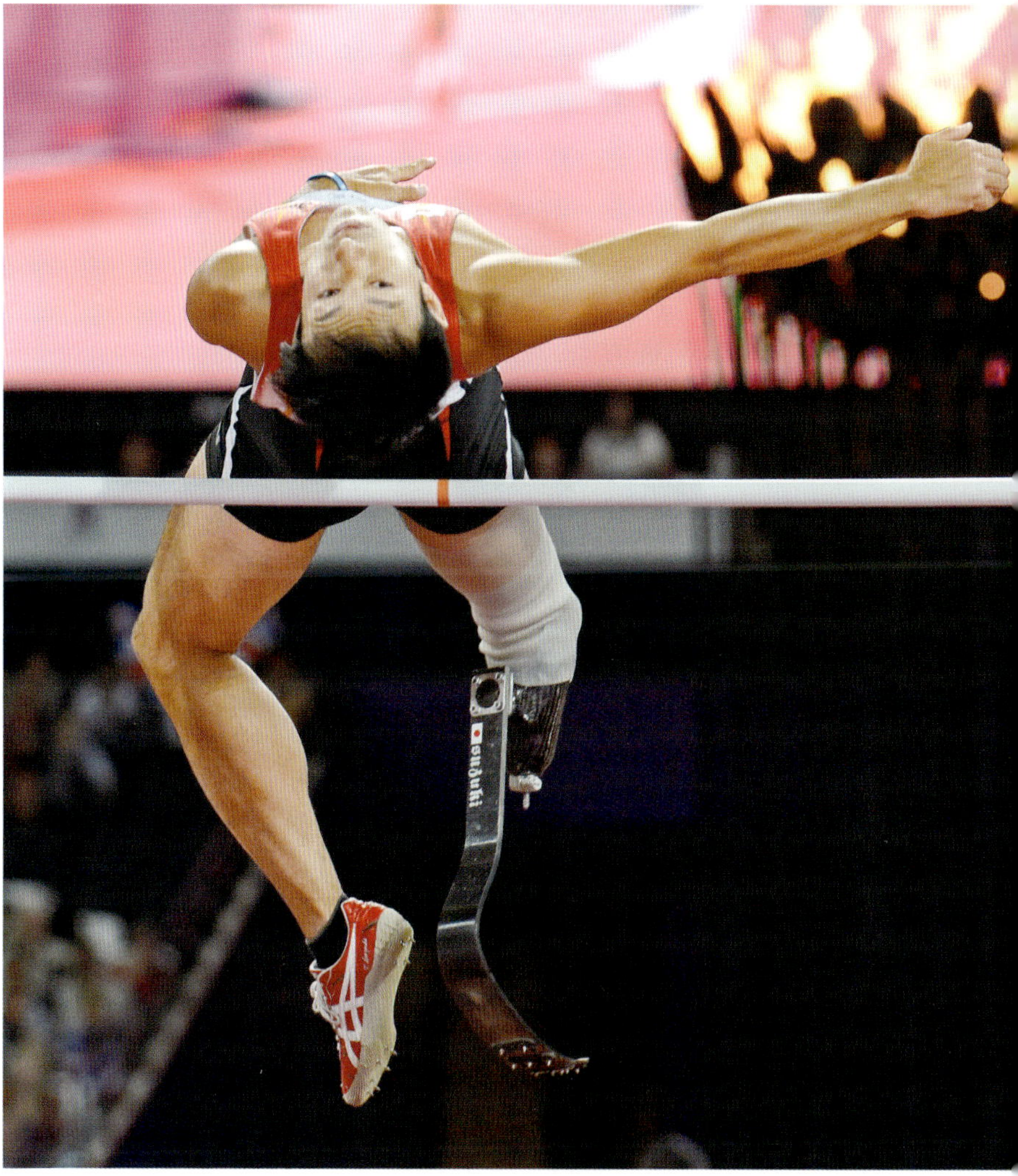

2. | 1.

1. 3度目となるロンドンパラリンピックで力強い跳躍を見せる佐藤真海。その視線はさらに先を見据えているようだ（共同）

2. 4度目のパラリンピックとなったロンドンで、鈴木徹が軽やかにバーを超えていく。不屈の努力で練り上げた、しなやかで美しいジャンプ（共同）

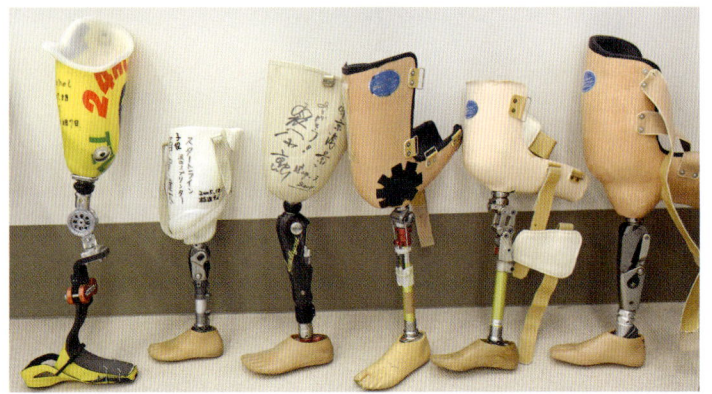

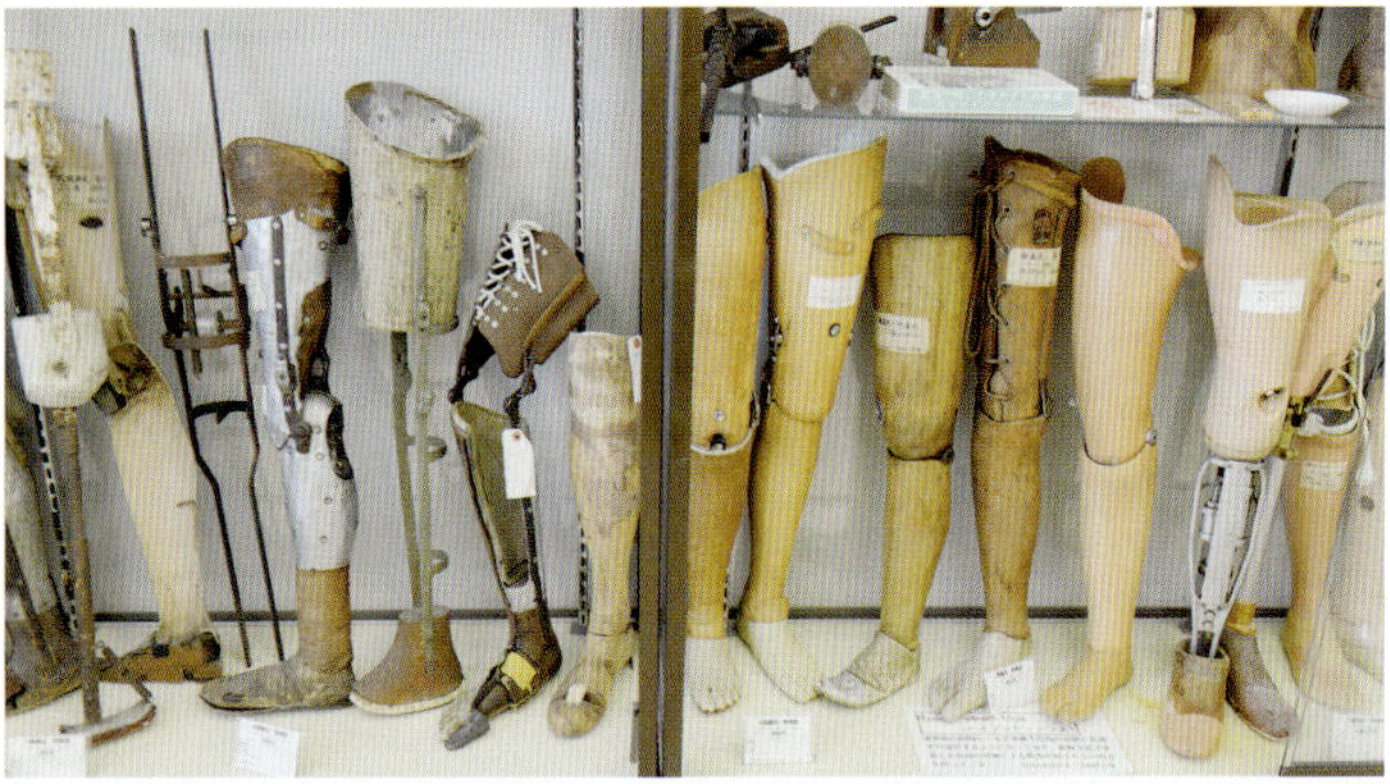

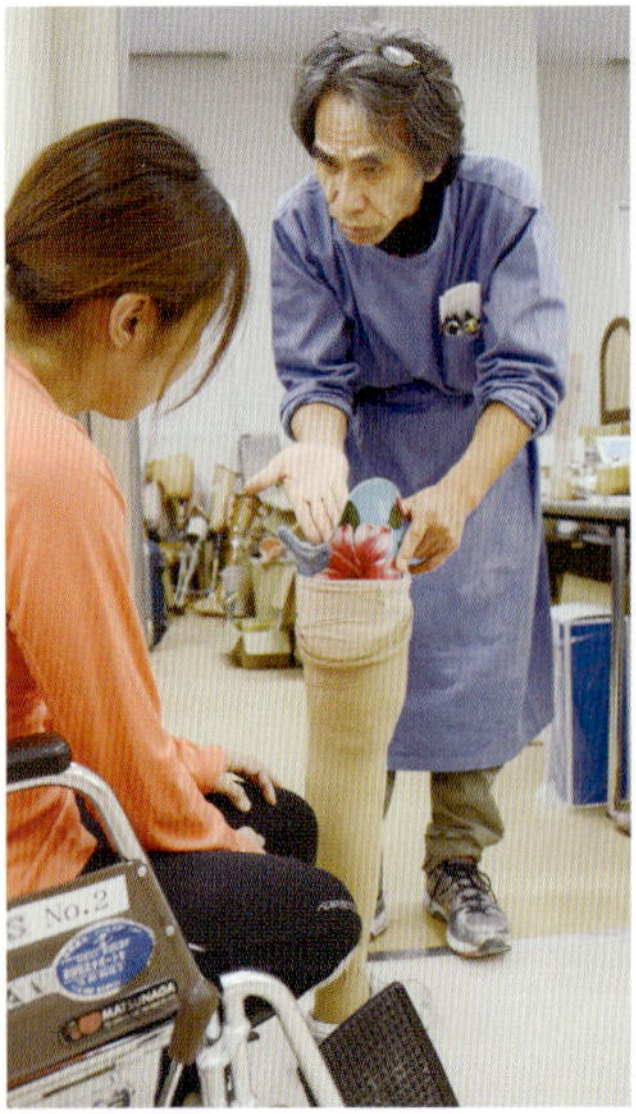

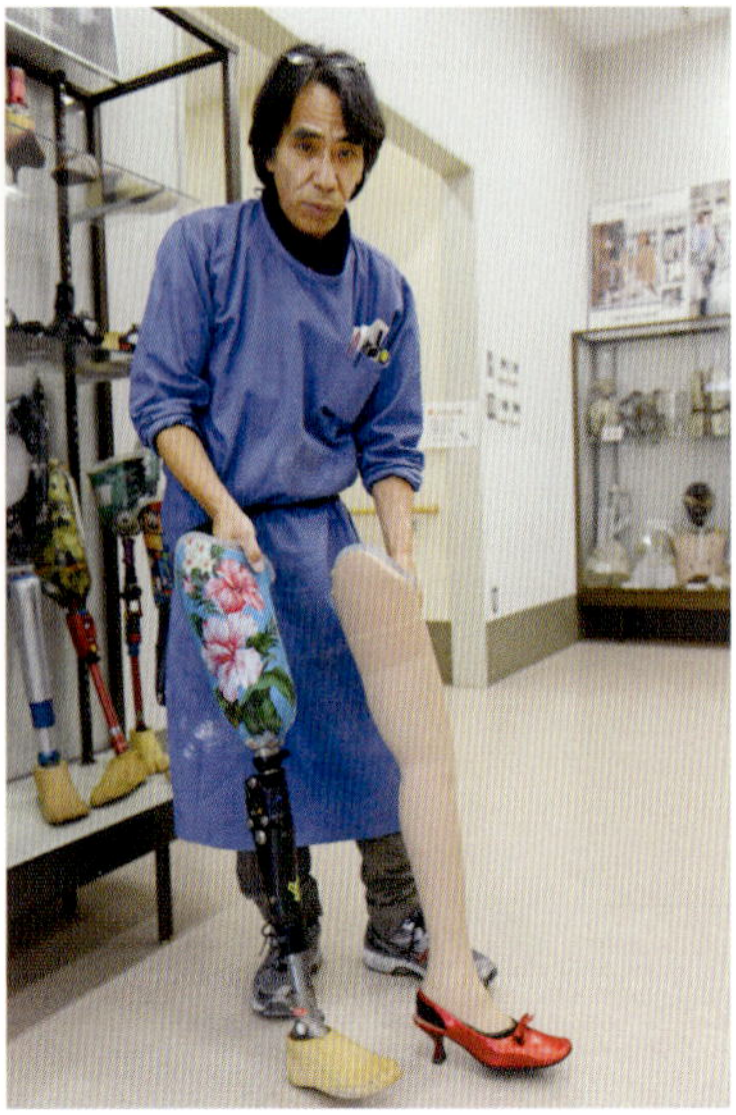

1.
2.
4. 3.

1. 義肢装具サポートセンターにはさまざまな義足が展示されている
2. 年代順に展示された義足。進化がひと目でわかる
3. リアルコスメチック義足（右）と、きれいな絵柄のソケット。義肢装具士の工夫は幅広い
4. 使用者の話をじっくり聞いてソケットを調整する

義足ランナー

義肢装具士の奇跡の挑戦

風を切って走ってみる。汗《あせ》が流れる。息が苦しい。脚《あし》が上がらない。だが体が喜んでいるのがわかる。細胞《さいぼう》の一つ一つが生き生きと動き始めるのが伝わってくる。走るのはただの運動ではない。そこには他では得られないものがあるようだ。走るということは喜びそのものであるような気もする。

ただし、その喜びを味わえない、あるいは味わいにくい人たちも少なくない。たとえば義足《ぎそく》の人々がそうだ。

全国にはおよそ6万人の義足使用者がいるとされる。けがや病気で脚を失い、義足の生活に入った人たちである。彼らは義足を使いこなし、ほとんど不自由のない日々を送っている。義足そのものも年々進化を続けている。とはいえ、それはやはり血の通わないモノであり、道具なのだ。切断した脚に道具を装着《そうちゃく》して動くということには、健常《けんじょう》の者にはけっしてわからない苦労があり、難しさがある。となれば、簡単に走り出すわけにはいかない。

そこで、義足で走ろうなどとは考えない時代が長く続いた。すぐれた運動能力の持ち主は走ってみたかもしれない。が、大半はこう思っていたはずだ。

「走るなんて、とんでもない。走るなんて、できるわけない。走らなくたって生活はできるんだし」

無理をすれば少しは走れるかもしれない。しかし、転んでけがをしたらどうするのか。激しい動きで義足が壊《こわ》れたらどうなるか。次の日から通学も通勤もできなくなる。高価な必需品《ひつじゅひん》を危険にさらすわけにはいかない。

こうして義足を使う人々はまず走ろうとしなかった。治療やリハビリを施《ほどこ》す側も勧めなかった。「走る」と「義足」。二つの言葉は離ればなれだった。

１９９０年代に入ったある日、ふと思いついたのは一人の義肢装具士《ぎしそうぐし》である。義足をつくり、組み立て、調整する技術者だ。30代だったその人物はこう思ったのだった。

「義足だって走れるんじゃないか。走れば世界が広がるんじゃないか」

彼は義足の人々に声をかけ始めた。義足で走る練習を支え、後押しする活動を開始したのである。月に一度の練習会も始めた。目立たず地道にこつこつと活動は続き、人の輪《わ》が少しずつ広がっていった。

月日が過ぎ、世界の人々を驚かせる出来事が起きたのは２０１２年のことだった。両脚義足の短距離選手、オスカー・ピストリウスがロンドンオリンピックに南アフリカ代表として出場したのだ。義足の持つ可能性はそんなにも広がってきたのである。そしてそこに至る長い年月、あの活動はひと時も休まず続いてきていた。一人の義肢装具士の発想はそのまま厚みを増し、輪を広げ、ひっそりと、だが着実に「義足で走る」人々を生み出していた。

壮年となり、髪に白さを増した義肢装具士はいまも呼びかけている。

「さあみんな、僕のところに走りにおいでよ」

目次

「そうそう、それでいいんだよ」

臼井は顔をほころばせて声をかけた。柳下孝子は夢中で走った。

〈できる、できる、私は走れる。ちゃんと走れる……〉

油圧のヒザ継手はいつも使っているものとはだいぶ違っていた。使うのにかなりの力がいる。しかし、しっかりと蹴《け》れば早く曲がり、早く戻る。だからこそ走れるのだ。

彼女は即席のコースを何度か往復した。車はあまり来なかった。すっきりと晴れた青空。吹きすぎるそよ風。いくら走っても疲れは感じなかった。走るのを怖いとは思わなかった。

〈これでいいんだ。こうすれば走れるんだ〉

彼女は力を込めて路面を蹴った。足はあまり高く上がらない。それでも小走りがしだいにスピードを増した。走っているという実感が全身に伝わっていた。

見守る臼井二美男も感激していた。ずっと考えてきたことが、いま目の前で現実となったのである。

義肢装具士として働いているうちに、一つのアイディアが心の中に生まれていた。いくつもの義足をつくって、けがや病気で脚を失った多くの患者と接していると、それはしだいに大きくなってはっきりとした形に育っていった。

〈義足だって走れるはずだ〉

〈義足の人をぜひ走らせてみたい〉

ほとんど誰も思いつかなかった、というより思いもしなかった考えが彼の頭の中を占めていた。地味で目立たない、だがきわめて画期的な試みに臼井二美男は手をつけようとしていたのである。そしていま、意味ある一歩が踏み出されたというわけだった。

義肢製作所と義肢装具士

以前、JRがまだ国鉄といわれていたころ、鉄道作業員の事故は少なくなかった。入れ替え作業中などのふとした事故で手足を失うのだ。そこで鉄道弘済会に義足の部門ができたのである。昭和10年代から続いていて、東京の御徒町《おかちまち》や目黒に義肢の製作所があった。東中野の東京身体障害者福祉センターが開設されたのは1969年。それ以前から一般向けの施設となっており、多くの患者を受け入れていた。義肢製作から装着《そうちゃく》訓練までを一貫してやってくれる施設として、義足なら弘済会というほどの技術力と信用が生まれていた。

その弘済会に臼井二美男が勤めることになったのは、ほんの偶然からだった。

第1章　最初の一歩

「義足《ぎそく》で走る」活動のスタート

私は走れる。ちゃんと走れる

線路際《ぎわ》に道があった。細い道路で、それほど車は通らない。

〈ここでやってみよう〉

と臼井二美男《うすいふみお》（口絵写真P1、3、8）は思いついた。さっそくメジャーを持ってきて10メートルずつ距離を計った。

車や自転車がやって来ると道の脇によけて、行ってしまうとまた作業に戻《もど》った。およそ50メートルの距離を測り終えると、目印にペンキをちょっと塗ってコースができあがった。これでとりあえずの準備は整った。

道に面していたのは鉄道弘済会《こうさいかい》の東京身体障害者福祉センターである。東京都新宿区北新宿という都心の真ん中で、ＪＲ中央線の東中野駅からすぐの線路際にあった。ただし、建物は新宿という土地柄には似合わない古びた木造2階建てで、どこか昔の小学校や町役場を思い出させるたたずまいをしていた。

臼井二美男はそこで義肢装具士《ぎしそうぐし》をしていた。義足《ぎそく》をつくり、調整する仕事である。目の前の道に50メートルの即席コースをつくったのは、その時やってみようとしていた新たな試みに使うためだった。

〈義足の人たちに走ってもらおう〉

それが彼の考えていたことだった。事故や病気で脚《あし》を失い、義足を使っている人たちを走らせようというのである。これは彼らにとっても自分にとっても大きな一歩となるはずだった。

義足で走る。さらりと書いてしまえばなんということもないように思えるかもしれない。義足といっても脚に変わりはないのだから、少しは走れないこともないだろうと健常《けんじょう》の者は考える。が、それは簡単なことではなかった。それどころか、当時の日本では義足を使う人々のほとんどが、走ろうなどとは考えもしなかったに違いない。まず不可能だと思われていたのである。

そんな中で臼井二美男は思い立ったのだった。義足だって走れる。みんなに走ってもらおう。そう思いついたのだった。

即席コースでの最初の走り手に予定していたのは27歳の女性である。柳下《やぎした》孝子《たかこ》は4歳の時に交通事故で右脚をヒザの上から失っていた。自宅は東中野にほど近い大久保だったの

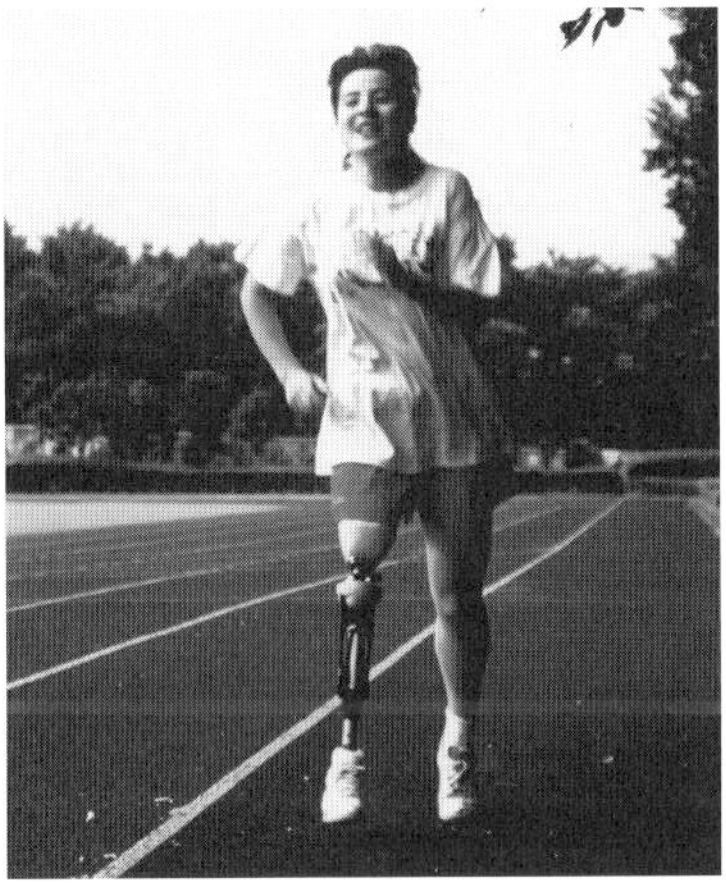

「最初の一歩」をしるした柳下孝子の走り（1992年）

で、義足をつくり、調整してもらっていた鉄道弘済会の東京身体障害者福祉センターは子どものころから馴染《なじ》んだ場所だった。

1992年のことだった。初夏の暑い日で、よく晴れていたと柳下孝子は記憶している。彼女がやって来ると臼井は一緒《いっしょ》に外へ出た。柳下孝子は、ふだん使っている義足の代わりにアメリカ製の足部《そくぶ》とヒザ継手《つぎて》をつけていた。

足部とは文字通りの足の部分。ヒザ継手とはヒザの代わりをする部品である。いずれも最新の製品だった。「義足で走る」実験のために臼井が手に入れたものだ。ヒザ上からの大腿《だいたい》義足は、切断端《だんたん》を包み込むソケットと呼ばれる部分と、ヒザ継手と、すねに相当するチューブ、さらに一番下の足部によって成り立っている。この試みではヒザ継手と足部の丈夫さが最大のポイントとなっていた。

準備は整った。折よく車や自転車の姿はない。

「じゃあ、やってみよう」

臼井二美男がじっと見守る中で柳下孝子はゆっくりとスタートした。それまでにもセンターの廊下で試みている。臼井は手助けはしなかった。最初は早歩き。それから小走り。スピードは出ない。だが足は交互に出ている。両足が浮いている。ということは、これは確かに走っているということだ。

「たかちゃん、すごいぞ」

「そうそう、それでいいんだよ」

臼井は顔をほころばせて声をかけた。柳下孝子は夢中で走った。

〈できる、できる、私は走れる。ちゃんと走れる……〉

油圧のヒザ継手はいつも使っているものとはだいぶ違っていた。使うのにかなりの力がいる。しかし、しっかりと蹴《け》れば早く曲がり、早く戻る。だからこそ走れるのだ。

彼女は即席のコースを何度か往復した。車はあまり来なかった。すっきりと晴れた青空。吹きすぎるそよ風。いくら走っても疲れは感じなかった。走るのを怖いとは思わなかった。

〈これでいいんだ。こうすれば走れるんだ〉

彼女は力を込めて路面を蹴った。足はあまり高く上がらない。それでも小走りがしだいにスピードを増した。走っているという実感が全身に伝わっていた。

見守る臼井二美男も感激していた。ずっと考えてきたことが、いま目の前で現実となったのである。

義肢装具士として働いているうちに、一つのアイディアが心の中に生まれていた。いくつもの義足をつくって、けがや病気で脚を失った多くの患者と接していると、それはしだいに大きくなってはっきりとした形に育っていった。

〈義足だって走れるはずだ〉

〈義足の人をぜひ走らせてみたい〉

ほとんど誰も思いつかなかった、というより思いもしなかった考えが彼の頭の中を占めていた。地味で目立たない、だがきわめて画期的な試みに臼井二美男は手をつけようとしていたのである。そしていま、意味ある一歩が踏み出されたというわけだった。

義肢製作所と義肢装具士

以前、ＪＲがまだ国鉄といわれていたころ、鉄道作業員の事故は少なくなかった。入れ替え作業中などのふとした事故で手足を失うのだ。そこで鉄道弘済会に義足の部門ができたのである。昭和10年代から続いていて、東京の御徒町《おかちまち》や目黒に義肢の製作所があった。東中野の東京身体障害者福祉センターが開設されたのは１９６９年。それ以前から一般向けの施設となっており、多くの患者を受け入れていた。義肢製作から装着《そうちゃく》訓練までを一貫してやってくれる施設として、義足なら弘済会というほどの技術力と信用が生まれていた。

その弘済会に臼井二美男が勤めることになったのは、ほんの偶然からだった。

小柄、髪はやや長め。彫りの深い印象的な風貌《ふうぼう》。とっつきにくいとみられることもあるが、言葉をかわしてみれば、飾り気も裏表もない篤実《とくじつ》な人柄がすぐにわかる。一見して独自の個性を感じさせる雰囲気があり、その経歴も一風変わっている。

1955年に前橋で生まれ、東京に出て大学に入ったが、3年であっさり中退した。ガードマンをやったりスナックを手伝ったり、おにぎり屋で働いたり、トラックの運転手をしたりという多彩なアルバイト歴がある。そのうち、テキ屋(露天商《ろてんしょう》)の手伝いが本業のようになったのは、どこかに人のやらないことをやってのけようとする奔放無頼《ほんぽうぶらい》の血が流れていたからかもしれない。

親分に上納金《じょうのうきん》を払って、格安で仕入れた洋服を商店街で売るのだ。商売をしていると、まず警察官がやって来て、

「こんなところで売っちゃいかん。どこかに行け」

と追い払われる。仕方なく荷物を片付けて、また別の場所で売り始めると、今度は地回り(地元のチンピラ)に、

「お前ら、どこの者だ」

とすごまれる。二十歳《はたち》そこそこの若者には荷の重い仕事だった。ただ、警察とヤクザの板挟みで度胸はついた。そんな生活をしばらく経験した後、公共職業安定所(現ハローワーク)に通う道の途中で看板を見つけたのである。

職業訓練校の看板だった。義肢という言葉が気になってその建物に入っていったのは、小学校時代の担任の教師が病気で脚を失い、義足をつけていたのを思い出したからだった。

応対してくれた人物はちょうどいい具合に義肢科の責任者だった。

「どんなことを勉強するんですか」

と切り出すと、たちまち話が進んで、ぜひ入学をという運びになった。

〈そうか、なんとなく面白そうだ。じゃあやってみようか〉

その気になって、いったん家に帰った。が、本当にこれでいいのだろうかと、なんとなく気にかかる。まったく未知の世界なのだ。どんな現場なのか、どんな仕事をするのか、一度くらいは見ておいた方がいいだろう。そこで、当時住んでいた中央線沿線に義肢製作所があるかどうか、電話帳で探してみた。一つだけ見つかったところに行ってみると、年配の男性が一人で仕事をしていた。狭くて雑然《ざつぜん》とした仕事場である。

「あんた、いい若い者がこんな仕事をするもんじゃない。オレだって跡継ぎなんかいないんだ」

職人はそっけなかった。だが、東中野に「鉄道弘済会」というのがあるとは教えてくれた。職人も多いし研究もしているから、見学するならそっちの方がいいだろうというのである。職人はすぐ弘済会に電話をしてくれた。そっけないが親切な人物だった。

「あんた、脚はあるのか」

そのまま鉄道弘済会の東京身体障害者福祉センターを訪ねると、応対してくれた職員の最初のひと言がそれだった。あたりを見回してみると、その職場では体の不自由な人が目立っていた。鉄道で働いていて、けがで脚を失った人が義足づくりにあたるというケースがけっこう多かったのだろう。

「脚のある人間のする仕事じゃない。五体満足《ごたいまんぞく》なんだから他の仕事を探したらどうだ」

そんなことを言いながらも、職員は所内を案内してくれて、なぜか帰り際に、

「あした、もう一度来てくれないか」

と言い出した。あとでわかったのだが、実は急な欠員が出ていて、すぐに埋めなければならない事情があったのだ。

翌日行ってみると、話は大きく変わっていた。

「訓練校に行くのはやめて、うちにすぐ見習いで来てくれないか。訓練校にはこっちから丁重《ていちょう》に断りを入れておくから」

その方が話は簡単だと思った臼井は承知した。悪い話ではない。訓練校に行けば2年はかかる。こちらに来れば、直接仕事の場に入れるのである。回り道などない方がいい。

〈なんだか急に話が進んだな。いきなりポンポンと決まっちゃった。まるでこの世界に吸い込まれたみたいだ〉

と臼井は思った。偶然に看板を見つけて訓練校に立ち寄った時も、その日は休校日で、た

またま義肢科の担当者が来ていたのである。電話帳で一つだけ見つけた義肢製作所では親切な職人が弘済会を紹介してくれた。その弘済会にはちょうど欠員が出たところに飛び込んだ。まるで何かに導かれるように、この世界へと入り込んだというのがことの顛末《てんまつ》だった。

１９８４年3月、臼井二美男は鉄道弘済会の職員となった。28歳で義肢製作の道に入ったのである。それが日本の義足スポーツに大きな影響を及ぼすことになるとは、もちろんのことながら誰も気づいてはいなかった。

臼井は義足づくりに熱中した。いい仕事に出会ったと彼は直感した。

義足は断端、すなわち脚を切断した部分を包み込む「ソケット」という部分と、すねの部分にあたる「チューブ」と、一番下の「足部」から成っている。大腿部《だいたい》から切断した場合は、ヒザの代わりになる継手が必要となる。以前は殻《から》構造といわれる形、つまり木などで脚の形そのものをつくって装着していたが、近年は技術が進み、それぞれの部分を組み合わせてつくられるようになった。これは骨格構造といわれる。もともとの人体の構造に近い形になったというわけだ。

義足づくりは断端の型を石膏《せっこう》で精密《せいみつ》にとるところから始まる。それに合わせて、カーボンやナイロン、ガラスなどの繊維《せんい》にアクリル樹脂《じゅし》やポリエステル樹脂をしみこませて硬化させた材質でソケットをつくる。つまりこれはＦＲＰ（Fiber Reinforced Plastics）の略称で知られる繊維強化プラスチックである。

チューブは以前はステンレスだったが、いまはアルミ合金やカーボン、チタンなどでつくられている。発泡ウレタンなどによる外装をかぶせて、脚の形そのままにつくり上げる。

足部で大事なのは「キール」と呼ばれる芯の部分だ。以前は木が多かったが、それがプラスチックとなり、その後はやはりカーボンが使われるようになっている。キールを、足の形にしたウレタンなどの外装で覆《おお》ってできあがりとなる。

大腿義足に使われるヒザ継手も重要だ。ヒザの機能は立ち居振る舞いのほとんどすべてに関係してくる。空圧や油圧、バネなどで動かすが、最近はマイコン制御のヒザ継手も多い。大腿義足を使う人にとっては、これが一つの生命線ともいえる。

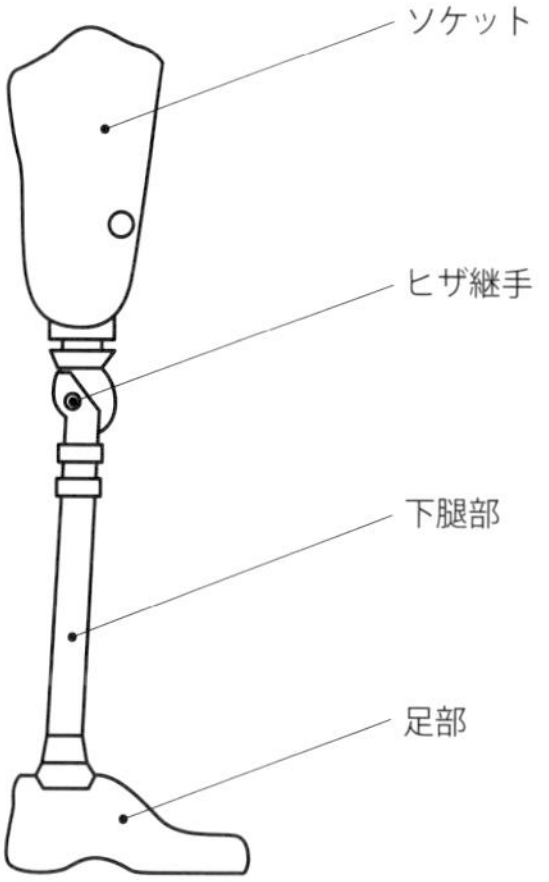

義足の構造

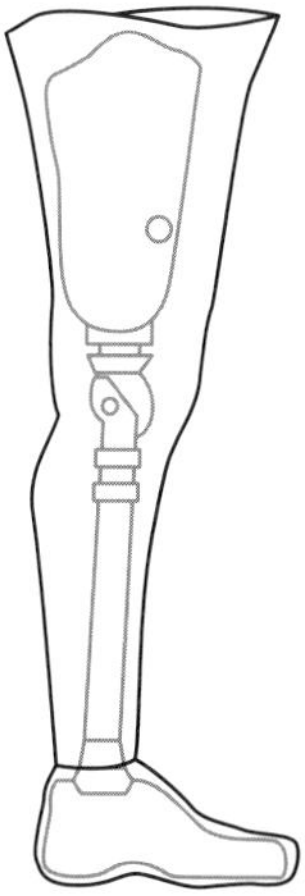
側面

こうして軽量化、高性能化がはかられた各部分を、使用者に合わせて組み合わせていくのが義足づくりである。チューブや足部、ヒザ継手などは専門メーカーによって製造される。一連の作業で最も難しく、かつ大事なのは、断端に接するソケットづくりだ。それぞれの断端そのままの形につくるだけでなく、断端の長さや皮膚の状態、体を動かした時にどのような形で荷重がかかるかといったところまで考えて、微妙な修正を施《ほどこ》していく。そうしないと完璧《かんぺき》に適合《てきごう》した義足にはならない。

ソケットとチューブ、あるいはヒザ継手をどう接続するかにも細心の注意を払う。位置をどうするか。角度はどうか。アライメントと呼ばれるその作業が重要なのは、ちょっと間違えても、それだけで不安定になったり、ひどい痛みが出たりするからだ。これは人それぞれで、歩き方の特徴や筋力までも把握《はあく》しておかなければ使いやすい義足にはならない。ソケットづくりといいアライメント調整といい、まさしく精密な職人技を求められる仕事なのである。

臼井二美男はその難しさ、精妙《せいみょう》さにやる気をかき立てられたのだった。簡単には身につかない。しかし意欲しだい、工夫しだいでいくらでも熟達《じゅくたつ》できる。いい義足をつくれば、それはそのまま患者の喜びに直結する。これほどやりがいのある仕事はめったにない。

臼井は先輩の技術を貪欲《どんよく》に吸収しようとした。毎日、朝早く出勤しては遅くまで居残る生活が続いた。学ぶだけでなく自分で工夫も重ねた。それがちっとも苦にはならなかった。

〈一日が過ぎていくのが早い〉

と臼井は実感した。出勤して仕事に入るとすぐに集中することができた。あっという間に時間が過ぎていく。担当の患者に会い、相談して、ものをつくり、その一方で知識を増やし技術を高める勉強もしていると、たちまち一日が終わるのである。さまざまなアルバイトを転々としながら、

〈オレの人生、こんなことでいいんだろうか〉

と思い悩んでいた以前とは大違いだった。

〈これでよかったんだ〉

と臼井は確信した。大学は中退したし、その後はなかなか定職にもつかないままだったのだが、ようやくこれだと心から思える仕事に出会ったのである。

「走るなんて、とんでもない」が常識だった

そうしているうちに、若い義肢装具士のみずみずしい意欲を刺激する出来事が二つほど起

きた。

鉄道弘済会に就職した翌年、臼井は結婚してハワイに新婚旅行に出かけた。仕事に熱中していた彼はそこでも勉強を忘れなかった。義足はアメリカの方が進んでいる。ホノルルで義肢製作所を探して見学しようと思い立ったのだ。

通りにある電話ボックスに入って電話帳を調べた。義肢装具を意味する英単語は覚えていた。いくつか見つかると、一番近そうなところに電話をした。

「自分は日本のテクニシャン(技術者)だ。ハネムーンでここに来ているんだけど、見学に行っていいか」

考えておいた英語で頼み込むと相手が「ＯＫ」と言ってくれた。ほっとひと息である。レンタカーで新妻《にいづま》と一緒に行ってみると、そこはわりと小さな工場で、アジア系のスタッフが忙しく立ち働いていた。中を案内してくれた技術者が、

「君はまだこれを知らないだろう」

と言って自慢げに見せてくれたのが最新型の足部だった。

「これはアメリカでも最先端《さいせんたん》の足部だ。芯にカーボンが入っているんだ」

軽くて丈夫なカーボンが義肢製作にも使われ出したころだった。アメリカのフレックスフット社の「ウォークⅡ」という製品である。開発者のヴァン・フィリップスは自らも下腿《かたい》義足を使っていて、革新的《かくしんてき》な義肢の開発に熱心なのだという。これは走ることもできるというふ

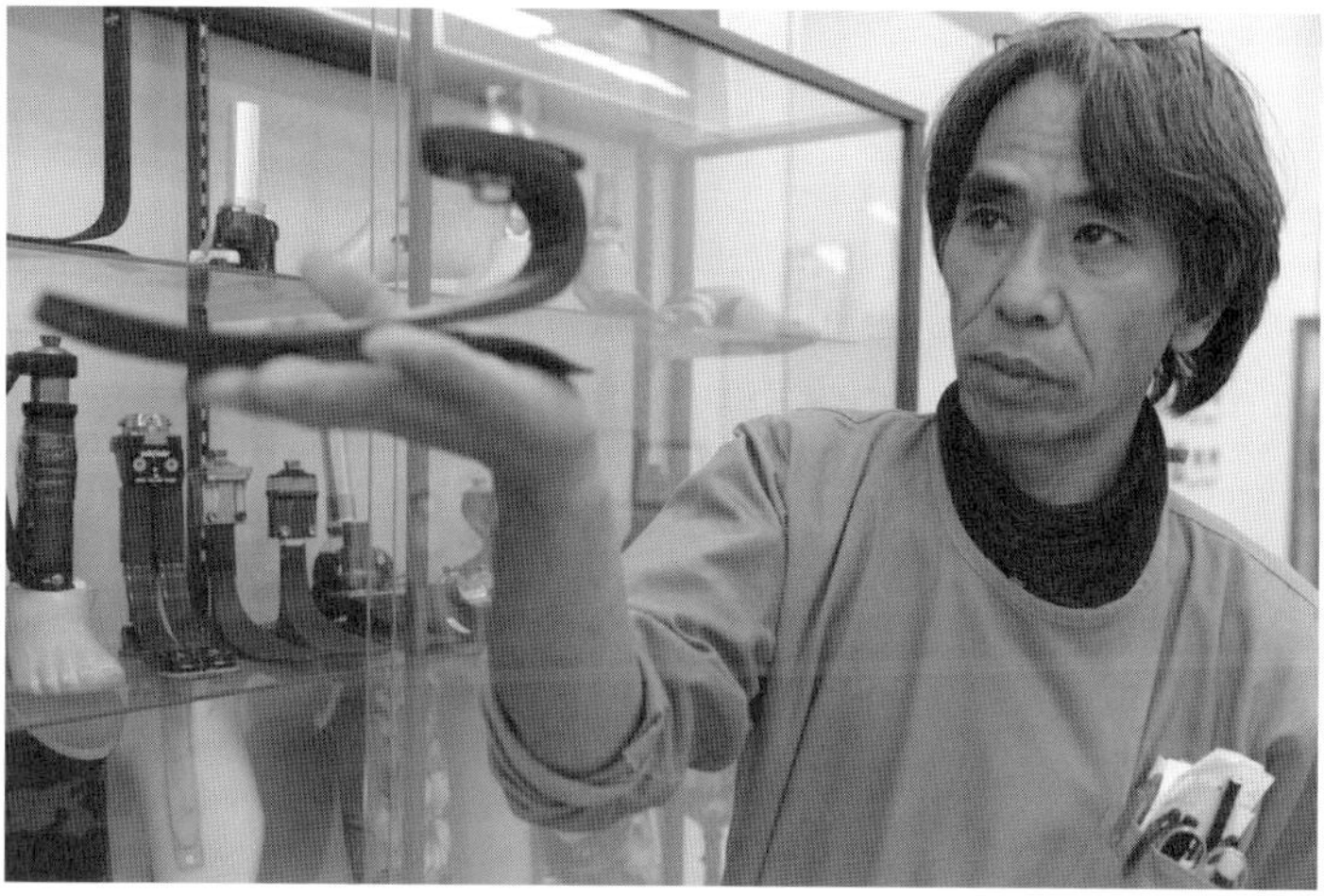

フレックスフット社の「ウォークⅡ」

れこみだった。それまでの製品は、走ったりして過重な負荷がかかるとすぐに壊《こわ》れてしまうと思われていた。確かに日本にはまだ入ってきていない。

〈走れる足部があるのか。こんなのはいままで見たこともないな……〉

それはCの字を逆にしたような形で湾《わん》曲《きょく》している黒い板だった。カバーをとり外してあってカーボンのキールがむき出しになっていたのである。キールはだいたい足の形につくってある。プラスチックのキールが外装で包まれているものばかりを見慣れた目に、その新製品は奇《き》異《い》な感じさえした。カーボンファイバーを何層も重ねて、そのたわみを利用するという構造はわかる。しかしそれはあまりにも革新的な形をしていた。

〈これが足部か。これが足の代わりになるのか〉

と臼井はただ驚きながら黒くて大きく湾曲した板を見つめた。

義肢装具士になったばかりの者にとって、それはまさに衝撃だった。形も材質もそうだが、なにより、義足で走るなどということは日本ではまだ誰も考えていないころだったのである。フレックスフットの足部は強烈な印象とともに臼井の心に残った。新婚旅行に出かけても工場見学を忘れなかった仕事への熱意が、一つ大きなポイントを稼いだのだ。

同じころ、もう一つの出会いがあった。ビデオの映像である。

千葉のがんセンターの医師がアメリカから持ち帰ったビデオだった。大腿義足の若い女性がグラウンドで走っている。フォームは悪くない。さほどのスピードではないが、義足にしては滑《なめ》らかな走りだ。コーチもついている。サラ・レイナートセンという女性だと教えられた。その後、彼女はトライアスロンを始めて、義足スポーツの世界ではよく知られた存在となる。

この映像も衝撃的だった。義足で、それもヒザ上の大腿部から切断している人物が走るというのは、当時の日本では想像外のことだったのだ。しかし、そこに映像があった。大腿義足の人間がちゃんと走っている明瞭《めいりょう》な映像があった。

「GOGO！　GOGO！」

と励ますコーチの大声も録音されていた。それを聞きながら、臼井はすごいことだと思った。その時、彼の心の中で何かが始まったようだった。

大腿切断の人物がなぜ走れないのか、走れるわけがないと思われているのかを、臼井はもう一度考え直してみた。

一つは重さである。まだ新素材はあまり使われていない。ただでさえ重い義足（以前は2kgから3kgほど）を速く振るのにはすごいエネルギーが必要になる。どうしても引きずるようになってしまう。

しかも、走るという過激な動作に対応できる耐久性がない。壊《こわ》してしまえば翌日から勤めにも学校にも行けなくなる。絶対に欠かせぬ生活必需品なのだ。もし壊れたらと思えば、とても走る気になどなれない。

ヒザ継手の性能もあった。義足に使うヒザ継手は、実際のヒザのように素早く精巧に動くわけではない。走ろうとして足を速く振り出しても、ヒザから上は出てくるが、ヒザ下の部分はその速さについてこない可能性がある。

ヒザ下が走るスピードに対応できなければどうなるか。ヒザが伸びきれずに折れたまま着地することになり、走ろうとした者は転んでしまう。大腿義足を使っている人間が何より怖《おそ》れるのは、この「ヒザ折れ」による転倒なのだ。転べば大けがにつながる可能性がある。

走るなんて、とんでもない。走らせるなんて、とんでもない。それが当時の常識というものだった。

病院でもリハビリの場でも、走るという発想が出てこなかったのはそのためだ。それに断端は傷つきやすく、歩く訓練をするだけでも最初は出血する。まして強い運動などさせれば、どうなるかわからない。傷口が開いて大ごとになるかもしれない。

歩けるようになれば完了というのが切断者に対するリハビリの考え方だった。確かに、滑《なめ》らかに歩けるようになるのも簡単ではない。歩けるようになって以前の生活を取り戻せば、それで十分という考え方にも一理はある。患者を走らせたりして、転んでけがでもすれば責任問題にもなりかねない。いくつもの理由が重なって、走るという行為は義足とは結びつかないままだったのだ。

スポーツをやる人間がいないわけではなかった。義足で野球を楽しむ者はそう珍しくなかった。鉄道弘済会の義肢製作所が目黒にあったころに、そこの砂場で両脚義足の人間が走り幅跳びをしている写真が残っていて、臼井はそれを見ていた。昭和30年ごろのようだった。どの時代でもどんな義足でも、血気盛んな者たちはスポーツに取り組んでみようと思い立つものなのだ。

しかし、彼らがちゃんとしたフォームで、スピードに乗って走っていたかといえば、それは大いに疑問だった。ことに、大腿義足でそれなりに走っていたという例はまずないだろうと臼井はみていた。スキップのように、義足は軽くつくだけで、もっぱら健足《けんそく》の方で蹴って進むのはできないことではない。が、健足と義足を交互に出して、ある程度のスピードで進んでいくのは、すなわち本当の意味で「走る」のは不可能だというのが、義足にかかわるほとんどすべての人々の常識だった。

その絶対ともいえる鉄則《てっそく》に、臼井二美男は疑問を抱いてしまったのである。ホノルルで見た足部、あの黒い板のことを彼は鮮明《せんめい》に覚えていた。走れる義足は開発されているのだ。そしてあのビデオ映像。やろうと思えば走れるのではないか。下腿《かたい》切断であろうと大腿切断であろうと、軽くて丈夫で壊れにくい部品さえあれば、誰にでも走れる可能性があるのではないか。

臼井は夢をはぐくみ始めた。まずは義肢装具士としての技術を高めなければならない。その土台がきちんとできれば一歩を踏み出せるかもしれない。

最初の挑戦者

そんなある日、日本にフレックスフットの製品が入ってきた。例の走れる足部である。ホノルルで見た時から何年かたっていた。ようやく最新型が日本にも届いたのだ。

〈やってみたい〉

と臼井は思った。ついに条件が整った。これは一歩を踏み出すべき時に違いない。

〈義足の人たちを走らせてみよう〉

と彼は決意した。

健常者はなんということもなく歩いたり走ったりしている。歩けるのも走れるのもごく当たり前のことだと思い込んでいる。だが、脚をなくした人たちからすれば、その失われた動作は深い喪失感《そうしつかん》に結びついているのではないのか。

〈たとえば、こんなことがあるんじゃないか〉

と、臼井は映画やテレビドラマによくあるシーンを思い浮かべた。

海岸で夕日の中を恋人たちが走ってくる。お互いに駆け寄ってしっかりと抱き合う。それは健常者にとって当たり前のことでしかない。むしろ、あまりにも型にはまりすぎた演出だと思うかもしれない。

〈でも、義足の人たちにとってはすごくつらいシーンじゃないだろうか。そんな場面を見るたびに、自分はもう走れないという悲しみばかりが身に迫ってくるんじゃないか〉

実際にそうした話を聞いたわけではない。が、きっとそうに違いないと臼井は思ったのである。それが積み重なれば、走れないという失望にとどまらず、

〈一生独身でいるしかない〉

〈恋人なんかつくれない〉

とまで思いつめてしまうかもしれないではないか。

〈そんなことで悩む必要はないぞ。走るのは義足でなんとかなるはずだ。必ず義足で走れるようにするから、そこはもう悩まないでほしい〉

臼井はそう思ったのだ。走るという動作を取り戻すだけで、脚を失った人々の悩みがすべて解決できるわけではない。しかし、そこからきっと何かが始まるはずだという予感が臼井にはあった。彼はすぐさま行動を開始した。

とりあえず必要なのは、例のフレックスフットの足部と、走ることが可能なヒザ継手である。いずれも高価なものだ。臼井は勤務先の鉄道弘済会に、研究費として足部とヒザ継手の購入費用を出してほしいと申請してみた。ちょっと驚いたことに、それはすぐ認められた。景気が上向いている時代であり、また義足の性能向上に対する要求が強まっていた時代でもあったからだろうか。

１００万円の研究費が下りた。臼井は25万円の足部二つを計40万円にまけてもらって手に入れ、残る60万円でアメリカ製のヒザ継手を一つ買った。これは油圧式で、走る動作の速さに対応できるだけの性能を備えていた。

〈よく出してくれたなあ〉

と臼井は思った。若い義肢装具士のアイディアをそこまで評価してくれるとは、当の本人も予期していなかったのである。最初に考えた以上に、ことはとんとん拍子《びょうし》に進んでいくようであった。

次にはアンケートをとってみた。鉄道弘済会の東京身体障害者福祉センターを訪れる義足の患者を対象にして、走れるかどうかを聞いてみたのだ。およそ１００人に聞いた。他の義肢装具士にも、走れる者がいないかどうか聞いてみた。するとアンケートで一人だけ「できる」という回答があった。ヒザ下の下腿切断の男性で、ちょっとだけだが交互足で走れるというのである。

しかし他には走れるという人間はいなかったし、走ろうとしてみたことがあるという答えもなかった。下腿切断でもそうなのだ。大腿切断ではなおさら走ろうとするわけがなかった。前途の険《けわ》しさがこれでよくわかった。

しかし臼井は落胆《らくたん》しなかった。走ろうなどと誰も考えていないのは、あらかじめ予測されたことでもある。いずれにしろ一から始めねばならないのだ。

臼井はまず大腿義足に狙いを絞《しぼ》った。自分のヒザがある下腿義足に比べて、大腿義足で走るのにはケタ違いの困難さがつきまとう。が、その高い壁を越えられれば、それだけ喜びも大きいに違いない。

臼井は走り手を探し始めた。大腿義足の使用者で、若くて行動的で運動能力のありそうな人がいい。

〈最初に走ってもらうのは女性がいいかもしれないな〉

と臼井はふと思った。パワーや瞬発力となれば男のものだが、いざとなれば女は度胸がある。それに加えて、

〈女の子が先に走れば、後に続く男の子は必ず頑張るに違いない〉

という読みもあった。

そこで選ばれたのが柳下孝子だった。なにごとにも積極的で、チャレンジ精神に富んでいると臼井はみた。この試みにはぴったりの人材である。

柳下孝子は臼井の見立て通りの人物だった。運動神経は悪くないし、何より積極的だった。4歳で右脚を失っても他の子どもと同じように暮らし、学校に通った。体育の授業もこなしたし、遠足で高尾山《たかおさん》にも登った。自転車は自分一人で練習して乗れるようになり、小学校高学年のころには楽々と操《あやつ》っていた。

義足で自転車のペダルを回すのは難しい。最初はペダルに乗せておくだけだった。回そうとするとバランスを崩《くず》して倒れてしまうのだ。しかし練習するうちに両足でこげるようになった。親には内緒で練習して、完全に乗りこなせるようになってから、

「自転車を買ってちょうだい」

と頼んだのである。ものおじせず、積極的に挑戦する姿勢は大人になっても変わらなかった。最初の挑戦者にうってつけと言ってよかった。

「ちょっとこのビデオを見てみないか」

臼井が声をかけると、彼女はすぐに応じて映像を見た。例のアメリカ人女性が走っている場面である。

「義足でも走れるんだよ。どう、やってみないか」

「……うん、やってみたい」

彼女はビデオを見て、これならできそうだと直感した。映像を見た瞬間に、言葉にはしにくいひらめきがあったのだ。子どものころからスキップのような走りはしている。もうちょっとだけ足が浮けばなんとかなるだろう。

「私、できるよ。臼井さん」

やってみようと彼女は決めた。もしかしたら走れるかもしれない。そう思うと、にわかにわくわくする気分がわいてきた。

幼い時に脚を失っている。走るという動作についての記憶はない。生来の負けず嫌いだから、ぜひ走ってみたいとは思っていた。一方では、健常者のように交互足で走れるわけがないという思い込みもあった。彼女にとっても、これはわくわくするようなビッグチャンスだったのである。

不可能が可能に変わる時

最初の試みは東京身体障害者福祉センターの廊下で行われた。狭くて古い建物だから、廊下といっても10メートルそこそこの通路にすぎない。柳下孝子はふだん使っている義足のまま「走る実験」にとりかかった。

「じゃ、ちょっとやってみるね」

緊張はしなかった。軽い気持ちで足を踏み出した。

〈こんなふうに足を出せばいいみたいだな〉

ビデオを見た時にコツを見つけたような気がしていた。そんなに難しくはないように思える。自分にもできないことはないはずだ。ふと気づくと、交互に両足を出して小走りに進んでいた。

「これでいいの？　臼井さん、これでいいの？」

「そうだ、それでいいんだ」

〈なんだ、簡単じゃないか〉

と彼女は思った。ビデオを見た時の第一印象は間違っていなかったようだった。確かにコツのようなものがある。自転車と同じように、ちょっとした呼吸を体がのみこむかどうかなのだ。もちろん、すぐにびゅんびゅんと走れるわけはない。しかし、これならしだいにスピードにも乗っていけそうではないか。

「えっ、これでいいの？」

と確かめるほど、あっさりと交互足で小走りをしてみせた彼女のかたわらで、臼井はしみじみと感激に浸《ひた》っていた。

ほんの3歩か4歩。最初はそんなものだった。トイレの前の狭い廊下。ささやかな成果である。それでも思わず感激してしまったのは、ちょっと大げさに言えば、人間の持つ可能性の大きさを感じることができたからだった。

最初にちょっとだけやってみる。すると次にはもう歩数が増えている。また次も増える。一回でも体験すると、人間の体はどんどん適応していくのだ。これは心強いことだった。一回の進歩はわずかでも、積み重なれば可能性は着々と広がっていくに違いない。

もう一つ、柳下孝子の姿から臼井が見てとったことがあった。

〈気持ちだ。一番大事なのは人の気持ちなんだ〉

もちろん義足の機能は大事だ。が、それだけではないのだと臼井は悟《さと》った。やってみようという気持ち、最初からできないと思い込まないでチャレンジする精神が何より大きいのがわかったような気がしたのである。

柳下孝子の姿からは、走ってみたいという意欲と、そのために一歩を踏み出す勇気が伝わってきた。それは見守る臼井にも勇気を与えた。意欲と勇気があれば可能性は広がっていく。そのことが臼井の心を明るくした。

次の機会には、フレックスフットの足部と油圧のヒザ継手をつけてみた。油圧のヒザはカクンと折れてしまうこともなく、しっかりと曲がってまた戻り、小走りの脚の動きについてきた。柳下孝子はますます自信をつけた。

〈走るというのはこういうことなのか〉

〈こうすれば交互に足を出せる。練習すればどんどん走れるかもしれない〉

4歳から義足を使っている。どう動かせばどう働くか、その扱いは身にしみこんでいる。やるたびにコツがつかめていくような気がした。そこで二人は次へと進んだ。狭くて短いセンターの廊下から外に出て、ペンキで印をつけた即席のランニングコースを走ってみたのだ。細い裏道とはいえ、青空のもとでのびのび走れる日がやってきたのである。

日本の障害者スポーツにとって、それは一つの歴史的瞬間だったと言ってもいいだろう。それまでは、ほとんど誰も義足で走ろうなどとは思わなかった。ことに大腿切断では不可能としか考えられていなかった。が、この日、東中野の細い道で、実はそれが可能なのだという証明があらためてなされたのだ。「まったく軽い気持ちでやってみた」というのが当の本人である柳下孝子の感想だったが、それは実のところ、ずっしりと重みのある一歩だったのである。

臼井は何度も喜びの味わいをかみしめた。ふと思いついたアイディアが少しずつふくらみ、具体化へと進んで、とうとう現実のものとなったのだ。とりあえずの一歩ではあったが、とはいえこれは大きな前進といえた。柳下孝子は自分の言うことを信じて、怖がることもなく走ってくれた。しっかりと振り出してしっかりと蹴れば、ヒザ折れもなく、交互に足を出して走れるのである。

この試みにとりかかる前は、大腿義足で走るのは可能だと思ってはいても、実際にはかなり時間がかかるだろうと考えていた。横からいろいろ手助けをする必要があるとみていたのだ。しかし柳下孝子はほとんど一人でさっさと走ってみせた。これは実に心強いことだった。

〈やる気がありさえすれば、走るという動作をもう一度取り戻せるのは間違いない〉

臼井は確信した。年齢や運動能力にかかわらず、必要な部品と意欲があれば誰でも走れるに違いない。最初の実験結果はそれを明快《めいかい》に示していた。

〈やり続けなきゃいけない〉

という決意が固まったのはその時だ。

きらきら光る原石を見つけたのだと彼は思った。走れないと誰もが思っていた大腿義足の人間が、きょう一人走れるようになった。それは宝石のように輝く出来事と言ってよかった。このまま掘り起こしていけば、どんどん光る石が出てくるだろう。が、これでやめてしまったら、原石は埋まったままで世に出ることはない。そしていまのところ、掘り手は自分しか見当たらないようだ。

ならば、やり続けるしかあるまい。一人ずつ、根気よく走る手伝いをしていくしかあるまい。時間はかかるだろうし、報われる仕事かどうかもわからない。が、とにかく続けてみよう。

一人の女性が細い道を小走りに走り抜けた日、臼井二美男はそう思ったのだった。

Column 01

義足《ぎそく》あれこれ

義足使用者は全国でおよそ6万人と推定されている。厚生労働省も詳細は把握《はあく》していない。同省の統計（平成18年）によると、全国の身体障害者のうち下肢《かし》切断は6万人となっており、これからみてもだいたい6万人前後が義足を使っているとみていいようだ。

義足の価格は使う部品によって大きく変わってくるが、一般的な下腿《かたい》義足は25万円から40万円程度、大腿《だいたい》義足だと40万円から80万円程度でつくれるという。最初につくる仮義足については健康保険が適用され、本義足にかかる費用は障害者自立支援法などの適用で大部分が市区町村から支給される。本人の負担分は原則として1割。厚労省の統計では、平成22年度に行われた義足購入のための支給申請は5741件（うち支給決定は5682件）、修理費用の申請は6991件（うち支給決定は6958件）だった。

スポーツ用義足は原則として支給の対象外。主なメーカーはアイスランドのオズール社（フレックスフットを吸収）とドイツのオットーボック社で、スプリント用として定評のあるオズール社の板バネ「チータ」の価格はおよそ40万円。これにソケット、ヒザ継手《つぎて》などの費用を加えると、選手たちの負担はかなり大きくなる。国内では今仙技術研究所が厚労省の助成による開発を鉄道弘済会《こうさいかい》などと共同で行い、比較的安価な競技用義足を製作している。

第2章

黎明《れいめい》

草分けランナー、大会へ

走るという恐怖感

柳下孝子《やぎしたたかこ》との実験で力を得た臼井二美男《うすいふみお》は、続いて4人の男女に声をかけ、走る練習を進めていった。若くて運動能力があり、前向きな姿勢を持った面々である。鉄道弘済会《こうさいかい》の東京身体障害者福祉センターの廊下でも試みたし、前の道でも走ったし、少ししてからは競技場のトラックにも行ってみた。

「まずは5メートルぐらいでいいんだよ」

と臼井は言った。3歩、4歩と小走りで進めば第一関門《だいいちかんもん》突破である。最初から長く走る必要はない。人間の体は経験をすぐに生かす力を持っている。走るという動作をするために、どこに力を入れて、どう体重移動をして、どのくらい腕を振って、どれほどジャンプすればいいのかという一連の行為を、ちょっとやってみただけでもたちまち覚え込んでいくものなのだ。

最初は早歩きから始めた。フレックスフットの足部《そくぶ》と油圧のヒザ継手《つぎて》をつけて歩くと、ふだん使っているものよりヒザの出がいいし、足部の反発もある。いつもより速く歩けるのだ。すると、

〈これなら頑張れば走れるかもしれないぞ〉

と思えるようになる。これが第一段階だ。

次の段階では臼井が横について歩いた。最初は相手の歩調に合わせる。しだいに呼吸が合ってくると、今度は臼井の方が少しだけ速く足を出すのだ。すると相手はついてくる。そうして少しずつスピードを増していくという仕掛けである。これで、ふだんよりずいぶん速く歩けるようになる。

ここまで来ればかなりの前進と言っていい。次はタイミングを計ってちょっと跳んでみればいいのだ。まず健足《けんそく》で地面を強く蹴《け》って跳ぶ。最初は健足だけに頼ったスキップでもいい。それでもふだんとは違うスピードを体感できる。ヒザ折れや転倒の恐怖なしにスピードに慣れていける。

スピードに慣れ、勢いがついてきたところで、今度は義足《ぎそく》の側にも体重を乗せてみる。思い切って蹴ってみる。1歩でも2歩でもいい。それで走るという動作の完成である。繰り返していけば、必ずそれが10メートル、20メートルと続くようになる。

とはいえ、やはり恐怖感はなかなか拭《ぬぐ》えない。生活用義足のヒザ継手では、走る速さにヒザが対応できないかもしれない。ヒザが折れたまま着地すれば転んでしまうのだ。

「義足を信じて！」

「義足はちゃんとついてくるよ」

「キックすればバネみたいに反発をもらえるんだ」

「もっと勇気を出して！」

横に付き添いながら、あるいは後ろから腰を支えながら臼井は声をかけた。その合間にも頭は忙しく回転していた。走ろうとする人物の身体能力や性格に合わせて練習を進める必要がある。どうすれば最短コースで走れるようにできるか。相手が変わるごとに臼井は考えた。

伴走《ばんそう》する時、義足の側に立たないようにしたのは、そうした中から学んだ知恵の一つだった。義足を出す側に人がいると気になるのがわかったのだ。実際にじゃまにならなくとも、当人としては障害物があるように感じてしまうのである。付き添いが健足の側にいれば、何の気兼ねもなく義足を振ることができる。当然、その方が上達も早い。

〈なんでも実際にやってみなけりゃわからないものだな〉

と臼井は思った。時には理学療法士《りがくりょうほうし》の範疇《はんちゅう》にまで踏み込んで考えねばならない。走りを支えるためにはさまざまな勉強が必要だった。

フレックスフットの足部は二つしかない。油圧のヒザ継手は一つしかない。4人は交代で使った。研究費で手に入れた高価なものだ。次々とは買えない。みな油圧の継手やカーボンの足部を使いたがったが、これればかりはじっと順番を待つしかない。

臼井はちょっと工夫してみた。いつも使っているヒザ継手は、歩く速度なら確実に追従《ついじゅう》する。補強すれば走る練習の役にも立つだろう。そこで義足の前の部分にゴムバンドをつけて、振り出し、振り戻《もど》す力の足しにしてみた。これはけっこう使える技術となった。もともと義肢《ぎし》づくりにはそうした工夫の積み重ねが欠かせないのである。

全員そろって練習とはいかなかった。みな勤めがあり家庭もある。それでも2人、3人と一緒《いっしょ》になると、それがまた進歩の力となった。一人が走れるようになると仲間もついていくのだ。

〈相乗効果《そうじょうこうか》だ。みんなに拍車《はくしゃ》がかかっている〉

臼井は感心した。同じように義足を使っている者がやってみせると、それは何よりのお手本となる。臼井がやってみせるのとは説得力が違うようだった。義足仲間がやっていることなら、自分も安心して真似ができるのだ。すると、たちまちストライドの伸びが違ってくるのである。

4人がそれなりに走れるようになると、時々は東京・王子《おうじ》駅にほど近い東京都障害者総合スポーツセンター（北区十条台）に出かけた。そこには立派なトラックがある。たまに行くと、みなが走りやすいと喜んだ。100メートルのタイムも計ってみた。

その様子を臼井はビデオに撮り、記録に残した。ビデオを見れば直すべきところもよくわかる。それがまた彼らのやる気をかき立てた。

義足ランナーの先駆者《せんくしゃ》

石橋政昭《いしばしまさあき》はそのうちの一人だった。17歳で交通事故に遭《あ》って左脚をヒザごとなくしている。義足を使うようになり、二十歳《はたち》前から鉄道弘済会の東京身体障害者福祉センターに通っていた。背が高く、がっちりした体つきで、バスケットボールやスキーの経験があるとなれば、これはもう願ってもない。「義足で走る」という新たな試みには、こうした人材をたくさん集める必要がある。

「走ってみないか」

と臼井は石橋に声をかけた。石橋にとってはまったく予想外の誘いだった。体力に自信を持つ20代前半のスポーツマンも、そのころは走るなどということは考えもしなかったのだ。

〈義足は歩くものだろう。走るなんて、そんなことできるわけない……〉

〈ふだんの生活で走る必要なんかあるだろうか。大人なんだから、走ることなんてあるはずない〉

体や運動神経に恵まれていても、走るという行為は意識のうちになかったのである。スポーツはやりたいと思っていたが、走らなくてもできる種目はいくらもある。ボウリングや卓球をまず考えた。実際に始めたのはスキーだった。テレビで片足スキーをやっている映像を見たのがきっかけだった。

滑《すべ》り始めたのは脚《あし》を切って3年ほどたってからだ。義足は外して片足だけで滑った。石橋にとってスポーツは生活に欠かせないものだったのである。

そんな時に、

「走らないか」

と声がかかった。最初はできるわけがないと思ったのに、ついうっかりと、

「じゃあ、やってみます」

と答えてしまったのは、スポーツの楽しさをスキーで思い出していたからだ。

考えてみれば、ふだんの生活では小走りに近い早歩きもしていた。健足で2歩、義足で1歩となるのだが、走りにまったく無縁でもなかったのである。できるかもしれないという希望が生まれた。

それでも恐怖はあった。体力があっても運動能力にすぐれていても、大腿《だいたい》義足をつけて

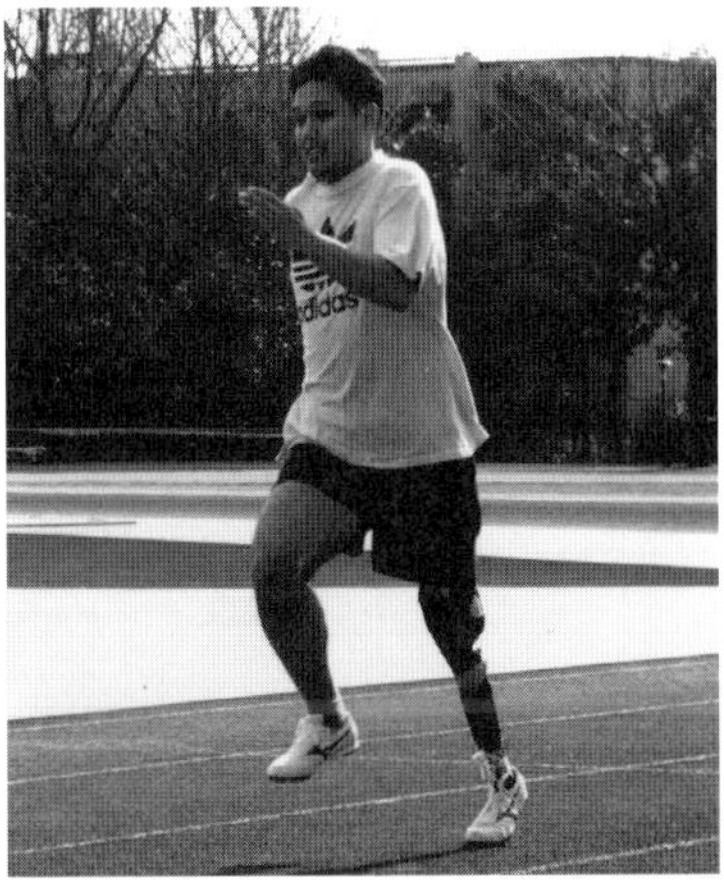
石橋政昭が力強く走る（1997年）

いる者は、その恐怖からはなかなか逃れられないのである。

走れば両足が地面から離れる。浮いた足はまた着地させなければならない。浮いた義足がもう一度地面につく、その瞬間が何より怖いのだ。大腿義足で走ろうとすれば、まずはそれが最初の壁となる。

「義足の方をつく瞬間。それが恐怖なんですよね。恐怖とのすごい戦いです。ついた瞬間、ヒザがカクッと折れるんじゃないか。それが怖いんです」

石橋の回想である。当時はまだそれほど性能のいいヒザ継手は現れていない。あったとしても高価でなかなか使えない。大腿義足を使っている者としてはヒザ折れが一番怖かった。歩いていてもカクッと折れる場合があるのだ。なのに、浮いた足をまた強く着地させるとなれば、いったいどうなるのか。そんな時にヒザ折れが起きたらひどい転び方をするしかないではないか。

走るには脚を速く振り出さねばならない。太モモに直結しているヒザから上は、確かに力強く、素早く振り出せる。しかしヒザから下はどうか。ヒザ継手の性能に限界があって、ふだんとは違う速い動きに対応できなかったらどうなるか。ヒザ下が上のスピードに対応できずに遅れてしまえば、伸びきれずに曲がったままのヒザがそのまま折れる。そうなれば転ぶしかない。勢いがついていれば大けがをするだろう。

「ちょっと走ってみて」

と臼井から言われて、まず直面したのがその壁だったのだ。

最初に走ったのは東京身体障害者福祉センターの例の廊下で、ふだん使いの義足のままだった。普通に歩くのを少しずつ大股《おおまた》にしていって、何回か廊下を往復するうちに石橋は気づいた。

〈あ、これか。これなら走っているといえるかもしれないな〉

ゆっくりと大股の早歩きを繰り返すうちに、ヒザ折れの恐怖がしだいに薄れたのである。一時間ほどするとコツがつかめてきた気がした。

〈自分の体と、足をつく場所とのバランスがよければヒザは折れない。義足側の脚《あし》の後ろ側の筋肉でグッと抑えるんだ。踏みこたえるようにしてしっかり蹴れば、ヒザは折れないぞ〉

それがわかってくると恐怖が消え始めた。恐怖さえなくなれば、もうこっちのものだと石橋は思った。運動能力には十分に自信がある。

5メートル。10メートル。いったん走り出してしまえば、あとは少々バランスを崩《くず》しても健足で持ちこたえられる。実際のところは一歩を、つまり最初の一歩を踏み出すのが難しかったのだ。そこさえ乗り越えてしまえば、短い距離を走るのにさほどの苦労はなかった。

それは臼井が考えた通りの結果だった。義足の人間が、それも大腿義足の使用者が走れるなどと誰も考えなかったのは、走れるわけがないという思い込みと、もしヒザが折れたら大変なことになるという恐怖とが堅固《けんご》につくり上げた推論だったのである。いざ踏み出してしまえば、走ることはけっして難しくはないのだった。

臼井はその様子をビデオに撮った。映像を見た石橋は苦笑いした。自分では勢いよく蹴って高く跳んでいるつもりだったが、そこに写っていたのは小走りに毛が生えたという程度のものだったのである。

しかし二人にとっては大きな成果だった。それはまぎれもなく「大腿義足でも走れる」のを証明する貴重な一章だったからだ。

短い距離をほんの何回か走った経験は、だが、かなり印象的だったと石橋は記憶している。

「気持ちいいというか、なつかしいというか、ふだん歩いている時には受けないようなスピード感がありましたね。それを何年ぶりかで味わったんです。自転車やバイクも乗ってたんだけど、そういうのとは全然違う感覚でした」

なくしたとばかり思っていた感覚だった。ほんのわずかな走り。しかし取り戻《もど》したものは大きかったのである。それは走り手たちの心を強く揺さぶった。

臼井と最初のメンバーたちは練習を重ねた。わざわざ遠くの公園に出かけて走ったこともあった。それもまた楽しかったのである。走りに慣れると、石橋政昭には確信が生まれた。

〈怖がっているとかえって危ない。中途半端に足を出すとヒザ折れする。ちゃんと振り出して、しっかりと地面につけば大丈夫なんだ〉

石橋の走りは急速に上達した。恐怖心が消えると、速く振り出して強く蹴るフォームを維持できるようになったのである。希望者を集めるためのモデル役も務めた。弘済会に行くと、

臼井から、

「石橋君、ちょっと走ってみせてあげて」

と声がかかる。そこで何人かの前で廊下を軽く走るのである。

「ほら、こんなふうに走れるんだよ」

というわけだ。きれいなフォームを身につけつつあった石橋は見本としてうってつけだった。多くの言葉を尽くして語るより、彼の走りをひと目見る方がずっと効果的だったに違いない。

最初のうちはよく転んだ。走っているとバランスが崩れる時がある。当初は筋力もない。少し走ると、足がついていかなくなってもつれる。義足だけではない。疲れてくれば健足ももつれる。そうなると踏みとどまれない。

だが、もう怖がらなかった。どんどん練習すれば転ぶ回数も増える。何度も転べば、その回数だけ確実にうまく走れるようになる。

石橋も会社勤めをしていた。走るのは休日に限られる。そのころはもう練習が待ち遠しかった。自分の体を力いっぱい動かすのが快感となっていた。

王子にある東京都障害者総合スポーツセンターのトラックでは正確な距離で正確なタイムが計れる。王子行きはそれが楽しみだった。自分の走力が上がっていくのがよくわかるのだ。

最初は100メートルを走り切れなかった。勢い込んでスタートしても、60メートルから

70メートルにさしかかると疲れてしまうのである。

「ダメだ、もう走れない。これはなしね」

失速して立ち止まって、トラックに倒れ込んでしまうという有様だった。やっと完走できるようになって、最初に石橋が記録した100メートルのタイムは26秒ほどだった。

「なんだ、全然速くないじゃないか」

本人は不満だった。運動能力は高い。もっと速く走れるはずだ。だが現実は大きく違っていた。大腿義足で100メートルを走り切るのがどれほど大変なことかを、このタイムは如《にょ》実《じつ》に示していた。

他のメンバーも100メートルを走り切れるようになった。タイムは少しずつ伸びていった。

秘密兵器「板バネ」の登場

しばらくして驚きの新兵器が登場する。競技にも使える機能を備えた義足は、その形から「板バネ」と呼ばれた。

これは薄いカーボンファイバーを何層も重ねてつくられている。文字通りの一枚の板で、それがカギ型に湾曲《わんきょく》している。足部も板そのままだ。

これはフレックスフット社（のちオズール社）の「モジュラーⅢ」という製品だった。競技専用というわけではなく、外装をつけてふだんの生活に使うのだが、長さもあり、その構造もあって、生み出される反発力《はんぱつりょく》はかなりのものだった。そこで、外装やかかとについているプレートを取り外して走りやすくしたうえで、短距離走の場でも使われるようになったのである。

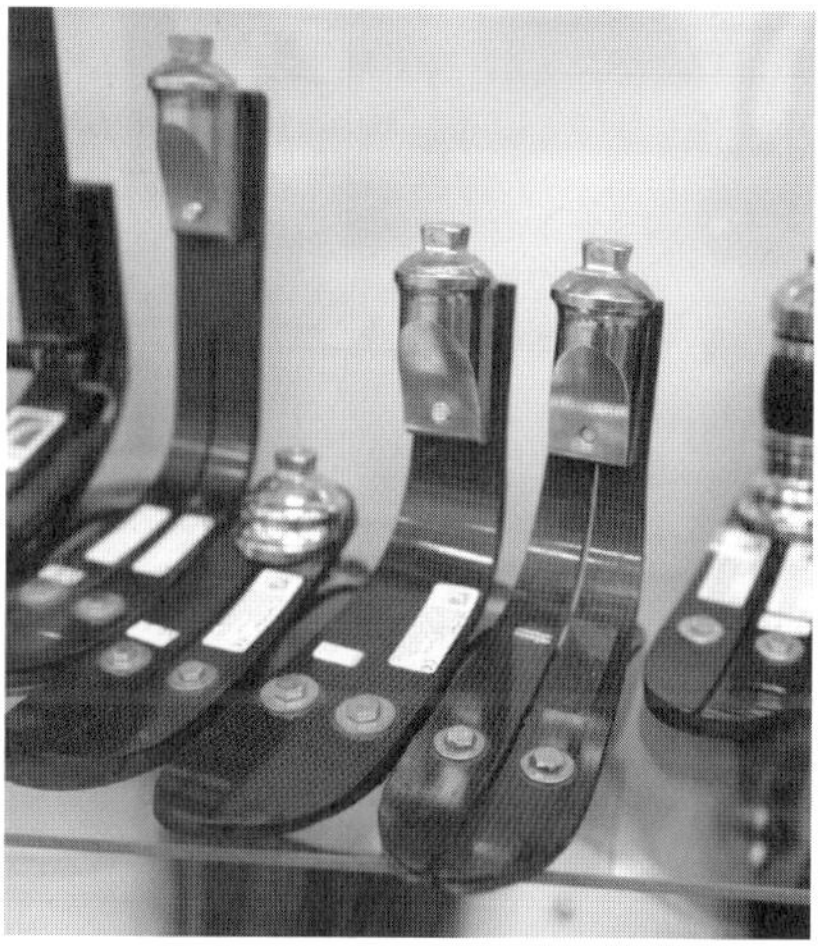
モジュラーⅢ

「なんだこりゃ」
というのが走り手たちの第一印象だった。
なにしろ一枚の板である。外装を外してむき出しになると、それはなんとも衝撃的な形状だった。のちにはこの進化形が陸上競技用として一気に普及するのだが、当時はまだ海外でも実用化されたばかりだった。
板バネの登場は、より高いレベルを目指

そうとする世界中の義足ランナーにとって一大転換点《いちだいてんかんてん》と言ってよかった。最初に現れたフレックスフットの足部は、運動にも耐えられるようにつくられてはいたが、それでも限界はあった。新しい板バネは長さもあり、スポーツでも使うことを前提として、より激しい動きに対応できるようになっていた。それは義足のスポーツがいよいよ本格的に発展していこうとする時代の象徴だった。

石橋たちは黒い板バネをじっと見つめた。それはなんだか不気味でもあり、しかし、思いもかけない世界にいざなってくれる魔法の道具のようにも見えた。

臼井が手に入れたのはたった一本である。まだ簡単に入手できるものではなかった。

「どう、はいてみないか」

臼井が持ちかけると、石橋たちは一も二もなく、

「うん、はいてみたい」

と答えた。

板バネと称されるだけあって、これは強い反発力を持っていた。実際に装着《そうちゃく》してみると、つま先立ちで前につんのめっているような感覚があった。じっと立とうとしても静止できずにふらふらと動いてしまう代物《しろもの》でもあった。

これを使うのは試行錯誤《しこうさくご》の連続だった。臼井も初めて扱う。どのような角度で装着すればいいのか。どんなバランスでセットすればいいか。一つ一つ試してみなければわからない。

代わる代わる板バネをつけて走ってみては、微妙な調整を繰り返すしかなかった。

むき出しの板だから靴をはくわけにはいかない。臼井はスパイクをガムテープでくりつけてみた。走りにくい。次にはスパイクのピンを足部の裏側に埋め込んだ。板バネ自体も発展途上で、生かすも殺すも使う側の工夫にかかっているようなところがあった。

「なんかこれ、はずみすぎる」

「どうもバランスが悪い」

「後ろにもっていかれるような感じがするぞ」

「なんだか柔らかいな」

走り手から意見が出ると臼井が工夫をした。先を削ってみたり、装着角度を変えてみたりした。走る側も、地面につくポイントをいろいろ変えてみては、どうすれば性能を最大限に引き出せるかを研究した。

試してみなければわからないことばかりだった。調整してもうまくいかない場合も多かった。しかしこれは貴重な体験だった。画期的な新製品の秘めた力を、自分たちが一つずつ引き出していくのだ。工夫すればするほど、練習すればするほど、板バネは意欲にこたえてくれるようだった。

王子のトラックでタイムをとると、石橋の記録は20秒そこそこまで伸びた。走るたびにつかむコツと、新たに登場した板バネが、最初は一歩を踏み出すのも躊躇《ちゅうちょ》していた若者をここまで速いランナーに変えたのである。

他のメンバーも23秒から24秒ほどで100メートルを走れるようになった。着実な進化だった。臼井の計画は少しずつ前進していた。

走りの上達は体が教えてくれた。石橋は健足《けんそく》の側の筋肉痛がひどくなってきたのに気づいた。それまでは義足側が痛かったのである。

なんといっても走ったことなどなかったのだ。とりわけ義足側の脚はさほど動かしていなかったに違いない。そこにかつてない負荷がかかれば筋肉痛を引き起こす。が、義足がしっかり使えるようになり、走るスピードが上がっていくと、今度は健足にもいっそうの負担がかかるようになった。そこで反対側も筋肉痛に見舞われたのである。

これは喜ぶべきことだった。健足側の痛みは、義足がうまく使えるようになった証明だったからだ。

〈義足の人間が100メートルを走ると、普通の人が200メートルを全力で走るくらいの負担がかかるんだろうな〉

100メートルを走るたびに石橋は思った。速く走れるようになればなるほど、それがいかに大変なことかがわかってくるような気がした。義足側に残っている筋肉、健足側の筋力をともに鍛えなければ、100メートルを走り切ることさえできないのだ。だが、少しずつ進化していく喜びはまた格別だった。

ヒザの部分で脚を切断していた石橋は断端《だんたん》部分が長い方だった。残った太モモが長いのである。これが短ければ、走るのはもっと難しくなる。

〈自分は恵まれている方なんだ〉

と石橋は気づいた。断端が長くて筋力が強い分、しっかりと脚を振り出して、強く蹴ることができやすい。それがわかると、もっといいフォームで走りたいという欲がわいてきた。

〈健常《けんじょう》者と同じような走りをしてみたい〉

石橋はそう願いつつ練習をした。ビデオを見ると、バランスは徐々によくなってきているように思えた。

大会参加の喜びと寂《さび》しさ

〈試合に出てみよう〉

とみなが思い立ったのはそのころだ。不可能と思われていた走りは、練習の成果で意外と簡単にできることがわかった。しだいにフォームが固まり、バランスよく100メートルを走り切れるようにもなった。となれば、どのくらいの力がついたのか、試合の場で試してみたいではないか。

最初にどこの大会に出たのか、石橋の記憶ははっきりしていない。障害者の陸上大会はいくつかあった。関東大会、日本選手権、ジャパンパラリンピックなどが主な競技会だった。石橋と仲間たちは次々と走りに出かけた。

しかし、いざ大会に出場してみると、それは思っていたものとはちょっと違っていた。出場者の多くは車いすや知的障害の選手で、義足の選手はほとんどいなかったのである。ヒザのある下腿《かたい》切断では何人かの選手がいたが、大腿切断の選手はまったくといっていいほど見当たらなかった。石橋たちはいつも仲間同士でレースを走った。

〈なんだ、身内ばかりじゃないか〉

石橋としては物足りなかった。走れば金メダルである。手元にはたちまちメダルがたまった。障害者の陸上競技は障害の内容と程度によって細かくクラス分けがなされている。たとえば大腿切断のトラック種目は「T42」というクラスになる。下腿切断は「T44」。フィールド種目であれば「F42」と「F44」になる。車いす、視覚障害、上下肢《じょうかし》機能障害などを合わせると、100メートルでは15ほどのクラスがある。

石橋たちが試合に出始めたのは、そうしたクラス分けの整備が進みつつあるころだった。

とはいえ選手の絶対数は少なく、たいがいの大会では大腿義足の部と下腿義足の部が統合されてレースが行われていた。大腿義足の選手がたった一人なら、どんなタイムであろうとクラス優勝なのだ。

走る側にしてみると、それはなんとも寂しいことだった。大会に出れば、ふだんは会えない選手たちと競い合えると思っていたのだ。試合で走るのは、それだけでも楽しく心はずむことではあったが、できれば激しい競争をしたい。熾烈《しれつ》なレースで自分の力を試してみたい。が、願いはめったにかなわなかった。義足で走る活動がまだ一歩を踏み出したにすぎないのを石橋は痛感した。

「義足は歩くためのもので、切断者は走るなんてことを考えもしない時代でした。僕みたいにスポーツをやりたいと思っている人間でさえ、走るということは頭の中から外していて、走らないでできるスポーツを探していた。まだそういうころだったんですよ」

義足の走者は以前からぽつりぽつりといた。1964年の東京のパラリンピックでは、第二部として開かれた国内大会で義足の人々が走ったし、1984年にニューヨークで行われたパラリンピックでも、日本の下腿義足の選手が100メートルに出場している。しかし、それらが一つの流れになることはなかった。記録やデータもほとんど残っていなかった。石橋たちの時代になっても、義足の走りは相変わらず黎明期《れいめいき》にとどまっていたのだ。

「メダルをもらうのも、最初はうれしいけど、だんだん飽きてくる。完走すればメダルだ、転ばなければOKという感じなんですね。別の地方の別のグループから速い人が出てくれば、もっと頑張ろうという気にもなれるんですけど。やっぱりライバルは欲しかったなあ。自分より速い人が走ってくれれば目標ができる。ああ、あそこまでいけるんだと思うことができる。可能性が見えないというか、目標がないのはちょっとねえ……」

走るのは楽しい。しかし大会は物足りない。実質的に日本の義足ランナーの先駆けを務めていた者たちの心境は複雑だったのである。そんな中でもあらためて思うのは、臼井二美男という存在の大きさだった。石橋の回想はこう続く。

「臼井さんは健常者じゃないですか。なのに、そういう時代に義足の人を走らせてみようと思いつくなんて、なかなかそんな人はいませんよね。普通は思いつかないですよ。本当にいい人にめぐり会ったなと思います。臼井さんがいなければ、僕だってずーっと一生走らずに終わっていた。やれる範囲を自分で絞《しぼ》っちゃって、その中でしか考えなかったと思う」

確かにそうだった。臼井の発想がなければ、義足で走ろうとする者はまだ現れないままだったかもしれないのである。

出場者が少ないのは物足りなかったが、大会遠征は何よりの楽しみだった。首都圏ばかりでなく関東一円や大阪にも出かけた。大阪はもともと障害者スポーツが盛んで、大会もよく開かれる。大阪に遠征すると、前の晩は道頓堀《どうとんぼり》に繰り出して気勢を上げた。それが楽しみで行くという選手もいたようだ。

走り始めたころは独り身だった石橋は、その後結婚して子どもにも恵まれた。大阪には一家そろって出かけた。遠征は石橋家の一大イベントだった。

臼井はどの大会にも同行して、義足を調整し、出場にまつわる雑用を一手に引き受け、大車輪で参加者の面倒をみた。もちろん道頓堀にも一緒に出かけた。ただし臼井は酒が飲めなかったのでウーロン茶で相手をした。

いつも100メートルを走っていると、他の種目もやってみたくなる。石橋は200メートル出場を試みた。群馬で開かれた大会だった。エントリーは一人だけ。走り終えた後は気《き》息奄々《そくえんえん》だった。

200メートルは果てしなく遠かった。100メートルを走る感覚とはまったく違っていた。疲労困憊《こんぱい》し、息も絶え絶えでゴールに入ったのである。

「もう二度と200は走らないぞ」

と石橋は宣言した。それほど苦しかったのだ。

〈義足で100メートルを走り切るには、健常者が200メートルを全力で走るくらいのエネルギーを必要とするんじゃないか〉

以前、そんなことを考えたのを石橋は思い出した。ならば200メートルではいったいどれだけのエネルギーを使ったのだろう。義足で走るということには、頭で考えるのとはまるで違う奥行きがあるのだと石橋はまたしても痛感した。

スポーツは何だってできるはずだ

彼は30歳になるころまで走った。子どもも二人生まれていた。そこでやめたのは、やり尽くしたと思ったからではない。もっとスポーツをやりたかったから、あえてピリオドを打ったのである。競技として走っていると、体のあちこちにダメージが積み重なっていくのがよくわかったのだ。

ことに健足の側に過大な負担がかかっている感じがあった。義足の扱いに習熟しても、健足側により大きな負荷がかかるのは避けられない。もし大きな故障をすれば、やってみたいと思うさまざまなスポーツを楽しめなくなってしまう。そこで走ることは一段落させたのだ。

そう考えるようになったのも、走ったからこそだと石橋は思っていた。

〈二本足で立てれば何でもできる。そのうえ走れるようになったんだから、健常者《けんじょう》がやるスポーツは何だって絶対にできるはずだ。つまり、何にでもチャレンジしていいということなんだ〉

以前はなるべく動かないでもできるスポーツを探していた。しかし、走るようになるとそんな制約は忘れた。自分の世界が飛躍《ひやく》的に広がったのである。

臼井二美男はこの活動を思いついたころ、しばしば考えたものだった。

〈走れないということぐらいで悩んでほしくない。もっと悩んだり考えたりしなきゃならないことがたくさんあるはずだ。走ることぐらいは、必ず義足でできるようにしてあげるから〉

この考えは結果として一部間違っていた。それは「走るぐらいのこと」という程度にはとどまらなかったのだ。石橋がそうだったように、走るという行為はさまざまな可能性を目の前に引き寄せてくれるのである。

陸上をやめた後、石橋はテニス、バドミントン、自転車、スキューバダイビングといくつものスポーツを試みた。バドミントンでは健常者と互角に渡り合ったし、ゴルフも始めた。以前からやっていたスキーはパラリンピック候補になるまで腕を磨いた。走ることから豊かなスポーツライフが広がったのだ。

最初に臼井が声をかけた中で、最も長く本格的に走り続けたのがこの石橋政昭だった。大腿義足のランナーとして、日本で初めて本格的に競技に取り組んだ先駆者である。その一歩一歩が貴重なものだったと言っていい。

「先駆者とか、みんなのためにとか考えたわけじゃない。自分は本当に走れるんだろうかというところから始まって、走れるのならなんでもできるだろうと思っただけ。自分の選択肢を広げるために走ってきたということですかね。でも、ほんとに楽しかったですよ」

本人の回想はさりげない。楽しく、思うままに走った10年。それと意識しないまま、日本の障害者スポーツに新たな一章を加えた10年というわけだ。

板バネはずっと同じものを使っていた。最後にはかなり傷《いた》んでいた。使いにくい板バネをそこまで使いこなしたのである。

走り終えた石橋は板バネを臼井に返した。臼井はそれをまた走り始めた者に渡した。こうしてバトンがつながっていった。

第3章

風の味わい　本格的競技者の登場

走る喜びを取り戻《もど》すために

臼井二美男《うすいふみお》のグループは定期的に練習会を開くようになっていた。月に一度、週末の午後に王子《おうじ》にある東京都障害者総合スポーツセンターのグラウンドに集まって、2時間から3時間ほど走る練習をしていたのである。

集まるのは数人だった。走ろうと思い立つ者は少なかったし、定期的に練習を続けるとなるとさらに人数は減った。「義足《ぎそく》」と「走る」。二つの言葉は、相変わらず簡単に結びつくものではなかったのだ。

鉄道弘済会《こうさいかい》の若い同僚には手伝ってくれる者もいたが、ほとんどの仕事は臼井が一手に引き受けていた。グラウンドを借りる手続きをして、メンバーに連絡をするだけでもひと仕事だった。当日になると、車で王子まで出かけていって、最初のストレッチの音頭をとり、集まった人々から義足の相談を受け、調整をした。初心者には走る手ほどきをし、伴走《ばんそう》をし、合間にはビデオも回さねばならない。立ち止まっている時間もない忙しさである。

臼井はそれを苦にしなかった。活動を始めた時から、かなりの労力を必要とするのは予想していた。

すべてが休日を使ってのボランティア活動である。ビデオを買うのも交通費も、諸雑費《しょざっぴ》も全部持ち出しだった。いざ練習会に行こうとして大あわてにあわてたこともある。車にガソリンを入れようとして、持ち合わせがないのに気づいたのだ。が、当の本人は休みがなくても出費がかさんでも気にしなかった。いったん始めてしまうと、大変だとか、もうやめておこうとかいう考えはどこかに消えてしまうところがこの活動にはあった。

〈続けていけばいいんだ〉

とだけ臼井は思っていた。義肢装具士《ぎしそうぐし》の技術をすべてきわめたわけではないし、工学の理論をわきまえているわけでもない。しかし、義足を使いやすいように工夫したり、一人一人に合わせて調整したりするのは、手間さえ惜しまなければいくらでもできるのである。

臼井は走れるようになった人々の感激を何度も見てきた。みな嬉し涙を流した。できないと思い込んでいた動作を取り戻すことの重みを、臼井は誰よりも知っていた。その手伝いができるのなら、忙しさや手間などどうということはない。走る当人だけでなく、支える側にとってもやりがいは大きいのだ。

臼井自身に陸上競技の経験はなかった。中学時代は卓球部で、高校では自分で空手部をつくり、初代部長となったが、段まではとれなかった。その程度のスポーツ歴である。だが、他にコーチ役が誰もいない以上、走る技術やコツも時には教えねばならない。

それでも、メンバーの間では、

「臼井さんは、けっこううまく教えてくれる」

という評判だった。それは彼が義足というものを熟知しているからに違いなかった。毎日、義足利用者と接して相談や注文を受けているうちに、実際に義足を使うのと同じ感覚が少しずつ身についていったのかもしれなかった。

「一緒《いっしょ》に真似して走ってくれる。自分が義足だったらという感覚で走ってみせる。健常者《けんじょう》なのに、義足だったらという走り方はうまかったですね。義足の特徴とかイメージをちゃんとつかんでいたからでしょう。だから、こちらもわかりやすかった。義足をこう調整すると、このくらいの反発があって、というようなこともよくわかっていましたね」

石橋政昭《いしばしまさあき》の回想である。使う人以上に義足のことを知っているという境地に達しつつあったというわけだ。

練習会の参加者はなかなか増えなかった。それでいいと臼井は考えていた。

「長年義足をはいている人は、それなりに歩ければ、それ以上は求めないんですよ。義足を壊《こわ》すのも怖い。仕事や学校に行けなくなっちゃいますからね。走ってみたくても、なかなかできないというのが実情なんです」

臼井が指摘したように、義足利用者を取り巻く制約、また義足にかかわる常識はなかなか変わっていかないのだった。義足は歩くためのもので、走るものではない。病院の治療でもリハビリでも走るということには触れない。この牢固《ろうこ》たる「常識」はそう簡単には崩《くず》れなかったのである。

メンバーがいっぺんに増えなくてもかまわないと思っていたのは、そのあたりを誰より知っていたからだ。じっくり構えて一歩ずつ進んでいくしかないのを彼はよくわかっていた。それに、けがや病気で脚《あし》を失うということには、健常者の理解が遠く及ばない部分もたくさんある。

続きそうになっていたのに、いつの間にか練習に来なくなる者も少なくなかった。職業訓練校に通えるように手配したのに消息不明になった若者もいた。病気で脚を失い、いったんは義足の生活を始めながら、再発で亡くなる例にもよく出会った。彼らはそれぞれに重荷を背負っている。それらを乗り越えてからでなければ、走ろうという気持ちなど生まれないのだ。

〈一人一人やっていくしかない〉

と臼井は思っていた。新たに弘済会に来所した患者なら、まず生活用の義足をつくって使いこなせるようにし、日々の暮らしを安定させたうえで、走る練習をしてみないかと誘う。興味を持ってくれて練習の時間もとれるようなら、それでメンバーが一人増えるのだが、そこまでこぎつけるには時間もかかるし、さまざまな条件も整えねばならない。どうみても簡単にメンバーが増えるわけはないのだ。であれば、先のことなど考えずに、縁あっていま参加している一人一人の面倒を丁寧にみるほかはない。

何かで悩んでいるように見えたり、精神的にプレッシャーを感じているようであれば必ず声をかけた。仲間と走るのが間違いなくプラスに働くのを知っていたからだ。精神安定剤を飲むよりずっといいと臼井は確信していた。

みなを驚かせた走り

ある日、同僚の義肢装具士が臼井二美男に知らせてくれた。

「いい人がいるよ。いま待合室にいる。会ってみたらどう？」

走れそうな人がいたら教えてくれと、臼井は同僚にそれとなく頼んでおいた。鉄道弘済会の東京身体障害者福祉センターは大きな組織で、義肢装具士だけでもたくさんいる。自分が担当する患者以外のことはよくわからない。そこで、いい人がいたら教えてほしいと何人かに頼んでおいたのである。

行ってみると、待合室にいたのはがっちりした体をした実直そうな男性だった。金子《かねこ》順治《じゅんじ》という名で、右脚をヒザ下から交通事故で失っていた。

〈この人はスポーツができそうだ〉

と臼井はみた。きっと走れるに違いない。さっそく練習会のことを話した。やってみたいという返事が返ってきた。

車の自損事故で脚を失ったのは27歳の時だった。金子は義足にすぐ馴染《なじ》んだ。臼井が見てとったように、天性の運動能力を持っていたのである。

義足で歩けるようになるのは早かった。大腿《だいたい》義足はもちろん、自分のヒザが残っている下《か》腿《たい》切断でも、義足をつけてうまく歩けるまでにはかなりの時間がかかる。断端《だんたん》の痛みがあるし、バランスの問題もある。なのに金子の場合、歩くのに苦労は何もなかった。

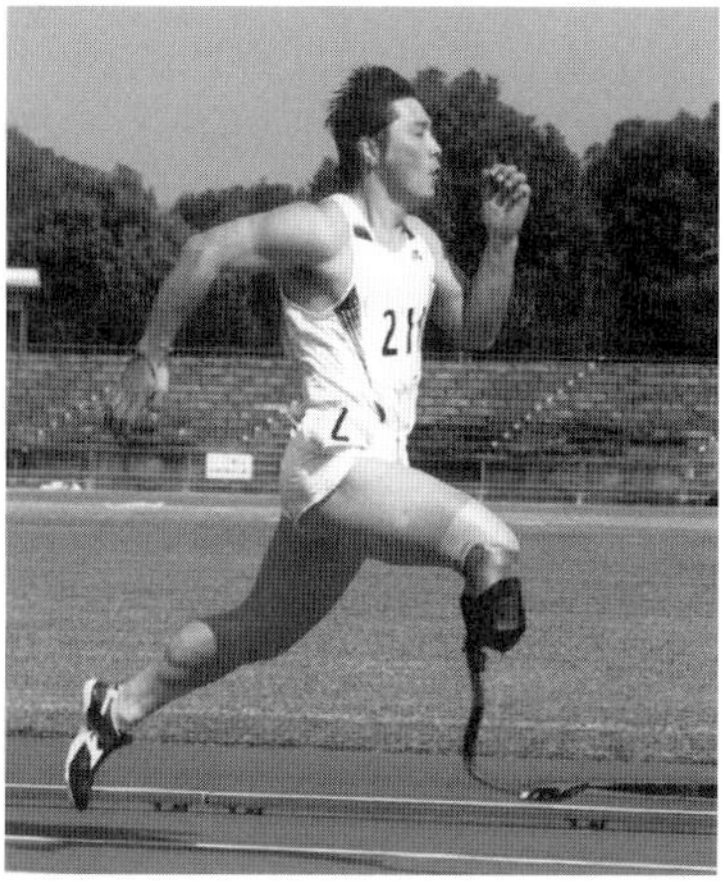

金子順治の力走（2000年）

「初めて（義足を）はいて、歩けちゃったんで、拍子《ひょうし》抜けみたいなところはありましたね。病院でつくってもらって、いざ歩いてみようというと、すぐできちゃったんです。まっすぐ歩くだけなら全然問題なかったですよ」

コンクリート工事のための型枠をつくる、一般に「型枠大工」と呼ばれる仕事をしていて、義足になってからも変わらずに現場作業をこなしていた。建築現場では軽い身のこなしで動き回っていたし、義足では難しいはずの階段の上り下りも楽にできた。金子は義足を自在に使いこなしていた。

とはいえ、その彼にも義足で走ろうという意識はなかった。脚を切断した当初は病室から一歩出るのも怖くて、走るなどとは頭にちらりとも浮かばなかった。子どものころからスポーツは大の得意で、陸上部だった中学時代には100メートルを12秒フラットで走っている。それでも自分が再び走る姿は想像できなかった。誘われて、やってみるとは答えたが、練習会を訪れるまでにしばらく時間がかかったのはそのためだ。

初めて王子に行ったのは1997年、32歳の時だった。その日、参加者は5人ほどしかいなかった。他は大腿切断の人々で、思い思いに練習していた。

それまでは弘済会の廊下などで小走りの練習をちょっとやってみた程度だった。脚を切断したのち、初めて本気で走ろうとしたのがこの日である。

「じゃあ走ってみようか」

と臼井は声をかけた。金子は直線走路で100メートルをいきなり走った。ふだん使っている義足だから、思い切りスピードを出すわけにはいかない。本人としては八分の力で流してみたつもりである。

ところが周囲の反応は違っていた。タイムをとっていた臼井は驚いて思わず声を上げた。他の参加者たちもみな目を見張った。

「速い！」

「すごく速いじゃないか」

タイムはおよそ16秒だった。練習もせず、日常用の義足をそのまま使って、脚を切ってから初めて走った結果がこのタイムなのである。これはちょっとした衝撃だった。

30代の、ふだんスポーツをやっていない人物にいきなり100メートルを走らせたらどうだろうか。なんとか走り切れるかもしれない。が、16秒というタイムはそう簡単には出ないはずだ。誰もが驚いたのも無理はない。

当の本人は驚かなかった。そんなタイムかと思っただけだった。それがどう評価されるのか、どれほど価値のあることか、よくわからなかったのである。

初日は3、4回走ってみた。すべて出した力は八分程度。タイムは気にしなかった。

〈16秒なんて誰だって走れる。女の子より遅いくらいだ〉

と金子は思っていた。中学生の時は12秒で走っている。それに比べれば16秒なんてずっと遅い。というわけで本人としては、

〈みんな、なんであんなに騒ぐんだろう〉

としか思えなかったのだ。

その一方にはもっと複雑な思いもあった。脚を失ったショックは、当然のことながら、さまざまな影を心と体のあちこちに落とすのである。

脚の切断で入院している時、病院の向かいにコンビニがあった。車の流れが激しい道路をはさんでいる。義足をつけてそこまで行くのを想像して、金子は思わず慄然《りつぜん》としたものだった。

〈途中で転んじゃうかもしれない。もしあの道路の真ん中で転んだら、いったいどうなるんだろう〉

そう思うと不安でたまらなかった。病室から一歩出るのさえ怖かったのはそのころだ。楽に歩けるようになり、義足を自由に使いこなすようになってからも、不安はゼロにはならなかった。

「体は動いても、気持ちがそれについていっていなかった」

というのが、当時を振り返っての自己分析である。

だから、義足で何でもできるとは思っても、どこかに自分自身を信じ切れないところが残っていた。義足になったショックを乗り越えたようにみえても、実はまだ消し切れない傷が残っている。脚を失うとはそういうことなのだ。

思いがけない道が開けた

100メートルを走って、みなが好タイムに驚いたのに、本人だけ醒《さ》めていたのはそんな思いがあったからかもしれなかった。確かに義足でもそこそこ走れる。が、以前の力を100パーセント取り戻せるわけではない。義足で走ってみたとして、その先に何があるのかもわからない。この出来事をどこにどう位置づけていいのか、義足で走ることの意味をどう解釈すればいいのか、いまいち腑《ふ》に落ちないというのが、そのころの本音だったのだろう。

ただ、初めて義足で100メートルを走った日、思いがけなく印象に残ったことがあった。風である。顔を通り過ぎていく風の感触がなんともいえず心地よかったのだ。

「風が顔に当たって耳のあたりから抜けていく感じ。ヒューッという風を切る音。加速すると音が高くなっていく。あの感じ、気持ちよかった。ああ、走ってるんだなと思いましたね」

その記憶は薄れなかった。タイムや周囲の驚きはともかく、吹き過ぎていく風の感触だけは忘れられなかった。とはいえ、本音をいえば、

「自分がどのくらい走れるのかとか、競技だとか、そんなことはまったく頭になかった」

というのがその時の心境だった。金子順治としては、休みの日にちょっと変わった体験を

したただけだったのである。

しかし、この日から彼の前に新たな道が開けていくことになったのだった。それはまったく思いもよらない世界に通じていた。

臼井二美男にとってもこの出会いは大きかった。より難しい大腿義足での走りを主として考えていた臼井だったが、走るという意識がほとんどなかったのは下腿義足使用者も同じである。練習もせずにいきなり１００メートルを16秒で走る人物の出現は、活動を進めていくのに大きな力となるはずだった。

とりあえず金子は走る練習を続けることにした。なんといっても、あの風の感触はよそでは味わえないものだった。ふだんは穏《おだ》やかで控えめだが、もともとは負けず嫌いで、「なんでも一等賞が好き」な性格である。走るために義足を使いこなしていくチャレンジも刺激的だった。

気持ちが前向きになったのは大会に出るようになってからだ。最初に出たのは走り始めた翌年の関東大会だった。町田市の郊外にある競技場。出場したのは１００メートルとやり投げである。やり投げは一回もやったことがなかったが、せっかく大会に出るのだからとエントリーしてみたのだった。

クラスは切断と下肢《かし》機能障害のＴ44だが、レースには大腿義足のＴ42の選手も加わっていた。障害者スポーツのクラスは細かく分かれており、だいたいはいくつかを統合して走ることになる。ことに義足のランナーは少ないのだ。

この時はふだん使う義足のままで出た。金子は楽勝の1位でゴールに入った。タイムは14秒3である。ふだん使いの義足でも走るのに支障はなかった。

〈出てみると、大会というのはけっこう緊張感があるものなんだな〉

と金子は思った。大会というのはけっこう緊張感があるものなんだな〉

と金子は思った。予想以上に楽しかったのだ。勝負の面白みもある。風を切って突っ走る快感もある。悪くない。これならやってみてもいい。

この大会は臼井二美男のお膳立てに乗って体だけ運んだようなものだったが、走り終えると、

〈やれることはもっとやってみよう〉

という意欲がわいてきた。競技に対する興味も出てきた。思いもしなかった世界の扉が目の前で開こうとしていた。

障害者陸上にはどんな大会があるのか、金子は調べてみた。それほど多くない。軒並み出るのも不可能ではない。

〈それしかないなら、どんどん行ってみよう。せっかく出られる機会があるなら、出ない手はないぞ〉

出場しても、同じT44の選手が何人もそろうことはない。その点は大腿切断のT42と変わらないのである。そこはちょっと寂《さび》しかった。ただ、T44のクラスには、切断だけでなく、比較的程度の軽い下肢の機能障害の選手も含まれていた。やはりそうした選手の方がずっと

速い。

金子は彼らを目標とした。T44クラスの日本記録は機能障害の選手が持っていた。日本新を出してみたいという意欲が生まれると、練習には一段と熱が入った。

臼井二美男の練習会は月に一回しかないし、専門的なトレーニングをするわけでもない。金子は、休みの日には一人で王子に出かけて走った。夜は週に3日ほど、仕事を終えてから江戸川区陸上競技場に行った。ここは夜間使用が可能だったのだ。そこで知り合ったランナーが声をかけてくれて、一般の陸上クラブにも入った。「AC KITA」というチームである。東京の北区を中心に、主として短距離選手が集まっているクラブだった。

板バネも使うようになった。臼井のグループで使っていたものを引き継いだのだ。これはなかなかの難物だった。

ふだんの生活に使う時は外装をつけ、靴もはく。走るのに使う場合は外装をとり、かかと部分のヒールプレートも取り外してむき出しの板とするのだが、そうなるとこれはまったく別の顔を見せた。走るのはいいが、ゆっくり歩くとかえって疲れるという、一般の常識を離れた代物に変じるのである。バランスよく蹴《け》らないと反発力《はんぱつりょく》も生きてこない。使いこなせなければ、ひどく歩きにくい、ただの板にすぎない。

〈これは全然違うものだ〉

と金子は直感した。スピード感も違う。使いこなす難しさも全然違う。間違いなくワンランク上のものである。ということは、うまく使いこなせば走りもタイムもワンランク上がるに違いない。

〈ちゃんと体重をかけてやらないと反発が返ってこない。ここだというポイントでつかないと推進力《すいしんりょく》が出ない。これは難しいぞ〉

どのようなポイントにどのような形で義足をつけば最大の推進力が得られるのか。金子は一から研究した。立ち止まろうとしてもゆらゆら揺れる。いつもつんのめっているような感触である。そんな義足で全力疾走《しっそう》などできるのだろうか。すごい技術を必要とするのではないか。が、しだいにコツがわかってきた。金子の説明はこうだ。

「わりと先っぽをつく。そこでいきなり反発力がボーンと来るとバランスが崩れるから、ぐっと踏み込む感じで。そこでうまく粘っておいて、反発を十分に感じながら足を前に運んでいく。反発なりで進んでいくと足が先に出ていっちゃうんで、なかなか難しいんです。反発をぐっと抑える感じでビョーンといく」

「健足《けんそく》の方は、普通にかかとから入って、真下について、つま先から抜けていく。ぐっとためるのは健足も一緒ですね。これもなかなか難しいです」

「100メートル、自分は51歩でいくんです。そのうち1歩でも変なのがあると次につながっていかない。1歩1歩、変なところで力が入っちゃったりね。面白いものですよ」

板バネで走った者ならではの独特の表現からもわかるように、これにはきわめて微妙な感覚が要求されるのだった。どこかがわずかに狂うと全体の走りも狂ってしまう。使いこなすにはいくつもの課題をクリアする必要がある。なんと難しくて奥の深いものであるのかと金子は驚いた。

〈こんな世界があったんだ〉

と金子は感じ入った。生真面目《きまじめ》で努力をいとわない性格である。ひどく難しい分、やる気はいっそうかき立てられた。

金子はずっと吸っていたタバコをやめた。走ると胸が苦しいというのもあったが、そんなことで強くなれるわけがないと反省したのである。

〈タバコなんか吸っていて、不摂生《ふせっせい》をしているのに競技なんて言ったら、人に笑われるぞ〉

と彼は自分を諌《いさ》めた。練習量はさらに増え、タイムはしだいに上がっていった。

勝負にも貪欲《どんよく》になった。T44のクラスでは、下肢機能障害で二人ほど速いランナーがいた。最初のうちはどうしても彼らに勝てなかった。3位でレースを終えると、悔しくてしばらく気持ちがおさまらなかった。

彼らは12秒台後半で走っていた。金子はまだ13秒前半に甘んじていた。

〈こんなことじゃダメだ。もっと練習をやらなきゃ勝てるわけがない〉

金子は奮起した。走り始めたころは「体と心が一致しない」気分がつきまとって離れなかったが、それも練習を積んで大会出場を重ねるうちに薄れた。

〈いましかできないことだ。いま、ここでやっておかなくちゃ〉

と彼は思うようになっていた。もし事故に遭《あ》わなかったら、この年齢で走ることなど絶対になかったろう。脚を切断して、いくつかの出会いがあって、思いもしなかった世界に入ることになった。幸い、体にも運動能力にも不安はない。それなら、やれるうちにやっておいた方がいい。というより、これこそがいま自分がやるべきことではないのか。

「AC KITA」での練習は刺激になった。塩家吹雪《しおやふぶき》というベテランランナーが主宰するクラブで、健常者の他に視覚障害の選手もいた。彼らは伴走者とともに11秒台で走るのである。本格的なトレーニングメニューをこなして、自分よりずっと若くて速い選手たちと走るのは望むところだった。これこそ求めていたものだと金子は感じた。

記録は伸びた。13秒を切るまでには時間がかかったが、その壁を越えると伸びは加速した。12秒81というタイムが出たのは1999年のジャパンパラリンピックである。これは待望の日本新記録だった。

とはいえ満足はしなかった。T44の選手の絶対数は少ない。その中での記録といっても、さほど誇る気持ちにはならなかった。それより、もっと記録を伸ばしたい。誰も追いつけないようなタイムで走ってみたい。

〈下腿切断なら、義足であっても速く走れないわけがない〉

〈走り出してしまえば普通の脚と同じだ。自分の脚ではないけど、義足が健足と同じ動きを

していると思えばいいんだ〉

彼は確信を持つようになった。経験を積み、大腿義足選手の走りもよく見ている。ヒザが残っているかどうかがいかに大きいかは、彼らの苦労を見ればよくわかった。下腿切断なら速くなれる可能性はずっと大きいのである。

〈それにしてもずいぶん変わったもんだ。脚を切って、いきなりガラッと変わったなあ〉

と金子は感じていた。日々の生活のことだ。それまでは、仕事をして、家庭も持ち、夏に海に行ったり冬はスキーをしたりして過ごしていた。ごく普通の社会人の、まずまず文句のない暮らしである。平凡ではあるが、平穏でもある。

それが義足の生活になって何年目かに突如《とつじょ》として変わった。短距離競技にのめり込んで、いくつもの大会を渡り歩くようになったのだ。

〈もっと速くなりたい〉

〈もっとうまく走れるようになるはずだ〉

という気持ちが勢いを増すのは止めようがなかった。進化した競技専用義足も使うようになった。スプリンターとしての足どりは一気に加速しつつあった。

好奇の目から称賛へ

金子は一般の大会にも出るようになった。東京都や区の陸上大会にエントリーして健常の選手と走るのである。義足では出られないという規則はなかった。金子は大会を探して、予定が合えばどこへでも出かけた。

そのころ、板バネの義足は一般に知られているものではなかった。大会に出向き、ウォームアップを終えて金子がジャージーを脱ぐと、いっせいに周囲の視線が集まった。黒い湾曲《わんきょく》した板がむき出しになっているのだ。中学生や高校生は興味津々で無遠慮《ぶえんりょ》な好奇心をあらわにする。そんな時は声をかけてやった。

「これは競技用の義足なんだ。いいよ、ちょっとさわってみるかい」

彼らはおずおずとさわって顔を見合わせた。こういう競技者もいる。見たこともない義足を操《あやつ》って走る人がいる。新鮮な出会いに少年たちの目は輝いた。

100メートルを走ってもだいたいは最下位に終わる。かなり差がつく。しかしフォームは流れるようで、トラックを駆け抜ける足どりはまさしくスプリンターのものなのだ。周囲の選手はあらためて目を見張った。

「すごい、けっこう速いぞ」

「義足であんなに走れるんだなあ」

好奇の目はしだいに称賛の視線へと変わった。若い選手たちはこの異色のランナーに一定の敬意を払うようになった。

「やあ、頑張ってるかい」

「最近、調子はどう？」

大会スタッフも金子を見かけると声をかけた。顔見知りも増えた。走る仲間として認められたのだ。

義足のスプリンターなど、一般の人々はもちろん、陸上競技の身内でもまず見たことはないという時代である。金子はそこにたった一人でさりげなく入っていって、敢然《かんぜん》と100メートルを走った。まさしく先駆者《せんくしゃ》だった。障害者スポーツが発展していく時代、脚を失っても義足で疾走する新たな時代の先端を、金子順治は愛用の板バネとともに駆け抜けていた。

走り続けるうち、心の中に一つの言葉が浮かんできた。「パラリンピック」である。

以前はパラリンピック出場など考えることもなかった。自分に関係のある言葉とは思えなかった。しかし、走るにつれてパラリンピックは向こうから近づいてきたのである。いつか行ってみたい。そこに立ってみたい。パラリンピックは具体的な目標となった。

2002年、フェスピックに日本代表として派遣されると、思いはさらに熱さを増した。

略称「フェスピック」、極東・南太平洋身体障害者スポーツ大会とは、１９７５年から２００６年まで9回にわたって開かれた総合大会だ。その後、全アジアによるパラリンピック委員会が誕生し、２０１０年からはアジアパラ競技大会に移行した。ほぼ4年に1度、原則としてパラリンピックの中間年に開かれていたフェスピックは、実質的に障害者スポーツのアジア大会だった。

パラリンピック出場は既に「超」のつく難関となりつつあったが、それに次ぐ競技レベルに到達すればフェスピックには手が届いた。フェスピックは多くの選手の目標となり、励みとなっていた。走り始めて、ほぼ5年。金子の走りは日本代表にふさわしいレベルに達していた。

２００２年大会は韓国の釜山《プサン》で開かれた。40カ国・地域から２１９９人が参加し、日本からも１３１選手が出場した。堂々たる総合大会である。ただ、金子にとってこの晴れ舞台は悔いの残る結末で終わった。

T44の男子１００メートルでは、国内大会とは違ってちゃんと予選が実施された。金子はそれを突破したが、決勝の舞台では最下位の8位にとどまったのだ。タイムは自己ベストに遠く及ばない13秒台だった。勝ったのはタイの選手だったが、ベストタイムはほぼ同じくらいで、上位進出はけっして不可能ではなかった。

〈取り逃がしたなあ。自分は本番に弱いんだろうか。意識しすぎてしまうのが、いけないの

か……〉

と金子は悔いた。成績不振の理由の一つははっきりしている。妻の海外留学で、半年ほど小学生の子どもの面倒をみなければならなかった。必然的に練習量が減り、調整不足となったのである。家庭と仕事を持つアマチュアランナーとして、それは受け入れねばならない状況であり、結果だった。

が、悔しさはなかなか消えなかった。せっかくの国際舞台なのにもったいないことをしたという無念がいつまでも残った。競技にそそぐ思いはそこまで強くなっていた。

２００４年のアテネ大会が近づいてくると、ますますパラリンピックへの思いは募った。

〈絶対に行きたい。どうしてもパラリンピックで走ってみたい〉

30代半ばを過ぎていて、年齢的にそう先がないのもわかっていた。狙うなら２００４年のアテネ。選択肢はそれしか残っていない。

ところが、このパラリンピック出場というのがとてつもない難関なのだった。どの競技、どの種目でも細かくクラス分けがなされており、多くの選手が出られるようになってはいる。が、競技によっては、またクラスによっては、出場は至難《しなん》の業《わざ》と思えるところも少なくなかった。

パラリンピックにもオリンピックと同様に参加標準記録がある。出場への絶対条件ではないが、日本代表の総枠に限りがある以上、破っておかなければ代表入りは難しい。標準記録は選手の前に立ちふさがる高い壁だった。

陸上男子・T44の100メートルの参加標準記録Aは、アテネではなんと11秒75だった。日本の女子ならトップクラスと言っていいタイムだ。短距離王国のアメリカには10秒台に迫る選手もいた。アテネの優勝候補ナンバーワンはマーロン・シャーリーで、その時点での彼の世界記録は11秒08だった。

パラリンピックとはそういう世界だった。陸上の100メートルはここでも大会の華である。体格にすぐれ、義足スポーツの層も厚い海外の選手がひしめく舞台に出ていくには、まず自分のベスト記録をはるかに超えるタイムをたたき出さねばならない。

パラリンピックもオリンピックと同様に、最先端《さいせんたん》の競技力を競う色合いが急速に増しつつあった。その象徴が下腿義足による100メートルの戦いだった。金子にとって、これはとてつもなく厳しい挑戦だったのである。

〈11秒台か……。自分にそんなタイムを出せるだろうか〉

と金子は自らに問いかけた。とうてい無理だとささやく声がどこかで聞こえるようだった。しかし、いったん決意したからには是が非でもやり通そうとする性格なのだ。できる限りのことをやってやろうと彼は決心した。

夜の闇を切りさいて

休みの日にはもちろん練習する。それだけでなく、仕事を終えた夜も走りたい。が、仕事が終わってから駆けつけても、一般が使用できる大方の競技場は閉まっている。だいたいは夜の7時か、遅くても9時には閉まってしまうのである。いつでも使えるグラウンドはないものだろうか。

貴重な情報をもたらしたのは、「ＡＣ ＫＩＴＡ」代表の塩家吹雪だった。

「練馬にいいところがあるぞ」

と塩屋は教えてくれた。全天候で走れるトラックがあって、誰でも入れるという。そんな夢のようなところがあるならぜひ行きたいものだと金子は思った。

実際に足を運んでみると、夢のような話は本当だった。練馬の公園にそのグラウンドはあった。広い公園の中に、古びてはいるが、ちゃんと一周４００メートルのトラックを備えた競技場がある。門も柵もなくて、確かにいつでも誰でも入れる。夜はほとんど真っ暗になる公園だが、ところどころに街灯があり、トラックも真の闇ではない。人影や走路がぼんやりと見えないこともない。金子は気に入った。ここで徹底的にやってやるぞと彼は決めた。

一日の仕事が終わると車で練馬に直行した。仕事先から1時間ほどかけて公園に到着すると、たいてい9時ごろになっていた。そこから着替えて、アップをして、後は何本かを黙々と走るのである。

夜の公園はほとんど闇の底に沈んでいた。陸上競技場の周囲には通路を照らす街灯があるが、トラックからは遠い。漏れてくるわずかな光に目が慣れて、なんとか足下が見える程度だ。短距離の練習をする環境とは到底いえない。

だが夜の競技場はさまざまなランナーに親しまれているようだった。いつでも必ず誰かが走っていた。

やっかいなのは、暗がりからいきなりランナーが現れることだった。心臓に悪いし、ぶつかったらけがをしかねない。しかし何となく元気づけられる思いだった。自分と同じように、この時間でなければ走れない人がいる。汗《あせ》みずくになって働いて、一日の仕上げに暗がりを走る人たちがいる。頑張っているのは自分だけじゃない。そう思うと、暗闇から一筋の温かな光が心に差し込んでくるようだった。

朝は6時には家を出る。一日中、現場で仕事をする。頑健な体とはいえ疲れないわけがない。ただ、日々進化しているという実感が強い支えとなった。

夜の練習メニューは自分で考えた。彼は自分をできる限り追い込もうとしていた。

公園に着くと、ウォームアップをして、軽く流して、それから本練習として３００メートル、

200メートル、150メートルを3セット走る。全力疾走である。多い時は5セットいく。オフシーズンは400メートル、600メートルという長めの距離を八分以上の力で走った。30代半ばを過ぎた身で、しかも一日の仕事をこなしてから取り組むにはなんとも厳しい内容だったが、予定のメニューを減らすつもりはなかった。

2時間ほど練習して、車で家に帰ると深夜になった。練習時間を確保するには睡眠時間を切り詰めるしかない。しかし決意は変わらなかった。

〈11秒75だ。それを切らなきゃいけない。そうしなけりゃパラリンピックには行けないんだ〉

標準記録Aの数字がいつも頭にあった。とてつもなく高い壁。自分に出せるかどうか、見通しさえつかない。しかも、それを突破しても代表に選ばれるとは限らないし、世界に通用するかどうかもわからないのである。

まるで夜のグラウンドのようだと金子は思った。ほとんど視界はきかない。が、何かがぼんやりと見える。暗闇の向こうにわずかな明かりが見える。何が待っているかはわからない。とりあえず自分にできるのは、先がどうなっていようと、ただひたすら走り続けることしかない。

猛練習の結果は記録となって表れた。自己ベストは12秒36まで伸びた。

これは障害者の国体といわれる全国身体障害者スポーツ大会で出したものだった。国体の後に同じ会場で行われるのが通例である。その時は静岡の草薙《くさなぎ》陸上競技場で開かれた。

障害者スポーツの日本記録は、国際パラリンピック委員会が公認する大会でないと認められない。全国身体障害者スポーツ大会はそこに含まれておらず、この快記録は日本新とはならなかった。しかし価値ある記録に違いはない。12秒36の数字は燦然《さんぜん》と輝いて、金子順治の長足の進歩を証明していた。

思えばつい数年前までは、ごく平穏、平凡に暮らしていた。それが交通事故で脚を失うという大事件に見舞われて以来、がらりと変わった。いまや先頭を切って義足の競技の道を切り開いているのである。

〈もし脚を切らなければ、こんなことはやっていなかった。競技をするなんて考えもしなかったに違いない〉

と金子は思っていた。さまざまな偶然が重なって開けた世界に、いま自分がいる。意外な成り行きを彼はあらためてかみしめてみた。

具合の悪い義足を代えるのに鉄道弘済会を選んだのはたまたまだった。たくさんリストに載っていた中から、ここでいいだろうと選んだのにさほどの理由はない。仕事とのかねあいで都合がよさそうだという程度だったのである。

そこで臼井二美男に出会って、義足でも走れることを知った。練習を重ねていくうち、たまたま訪れた競技場では「ＡＣ ＫＩＴＡ」を知り、さらに陸上競技にのめり込んだ。偶然の出会いの積み重ね。それが思ってもみなかった道に通じていた。

〈不思議なものだ。何かの力が働いているのかもしれないな〉

まるで見えない運命にでも導かれたようだと金子は思った。それなら、行き着くところまで行ってみよう。そう思うと迷いは消えた。

無念の退場

走り始めてしばらくは、「体と気持ちが一致しない」違和感がいつもどこかに漂っているような気がした。体は動く。記録は伸びていく。だが、いきなり脚を失った時に感じた、
〈もう何もできない。できるはずがない〉
という喪失感《そうしつかん》は消えずに残り、体と気持ちがどこかでずれている精神状態が続いていたのである。
〈競技なんてなんにもやってなかった自分が、いきなりパラリンピックを目指すなんて、そんなことがあっていいのか。そんな人間がパラリンピックを狙う意味なんてあるのか〉

そんなふうに思うこともあった。思いもかけない環境に身を置いて、あまりの激変に心や頭がとまどいを起こしたのだ。しかも、同じような状況で走っている人間はほとんどいないのである。とまどわないわけにはいかない。

しかし、そんな違和感は消えていた。走り続けていくうちに、心が体に追いついたのである。タイムはさらに伸びた。神奈川で開かれた大会で12秒0を記録したのだ。これは手動計時だったが、目標の11秒台が見えてきたのは間違いなかった。しかもこの時はかつてない感触を味わっていた。

「いつもと違う感じでしたよ。風邪をひいていて、力が入らなかったからよかったのかな。ちょっと違っていた。後半は未知の世界でしたね。スピードを制御できなくて、最後は空回りしながらゴールしちゃったような感じでした」

金子が回想するように、それは経験したことのない走りだった。いままでにない加速感があった。明らかに高いステップへと進みつつあるのを実感させる走りだったのである。

〈11秒台、出せないタイムじゃないぞ〉

金子は初めて手ごたえを感じた。義足をつくポイントを完璧《かんぺき》にコントロールし、健足側でもそれに合わせた動きができれば、つまり100パーセントに近い走りができれば11秒台は出る。難しいのに変わりはないが、可能性は間違いなくある。12秒0の加速感の記憶が金子を勇気づけた。

ところが、思わぬ落とし穴が目の前に口を開けていた。健足の側に痛みが出たのだ。ヒザの裏の奥だった。痛みは鋭かった。

朝の起き抜けには歩けないほど痛んだ。足をつくだけでもつらい。少し時間がたつと、なんとか歩けるようになり、動けるようになる。足を引きずりながら仕事に出かけた。

我慢していれば、仕事をするうちに気にならなくなる。だから練習は続けていた。この時ばかりはその我慢強さ、決めたことはやり通そうとする生真面目《きまじめ》さが、かえって裏目に出たかもしれない。

痛ければ仕方なく練習を軽くする。しかし、ちょっとよくなるとまたハードな練習に戻した。当然、痛みはぶりかえす。それを繰り返すうちに故障はのっぴきならない状況へと落ち込んだ。だんだん走れなくなった。もう無理だというのは自分が一番よくわかっていた。忙しい仕事をこなしながら、睡眠時間を削って、体が壊《こわ》れる寸前まで練習を重ねてきたが、参加標準記録Aを切らなければまずパラリンピックには出られない。故障に見舞われて練習を中断するようでは、標準記録に到達できるはずもない。アテネはもう間近に迫っている。

金子はあきらめた。あきらめざるを得なかった。十分にやり尽くしたというより、やり残したという悔いの方が色濃く残る幕切れだった。

〈もう少し体のケアも考えればよかった。もうちょっとうまくやっていたら、体はもっと反応してくれたかもしれない〉

そう思わないではいられなかった。しかし、既にパラリンピックの夢は手の届かないところへと遠ざかりつつあった。

およそ7年、全力で走り続けてきた。終わりは唐突《とうとつ》だった。彼は競技人生をそっと閉じた。しかし金子順治の名前を忘れる者はいなかった。ひっそりと、だが着実に続いてきた「義足で走る」活動で、これほど大きな存在感を示した人物はいなかったからだ。

「金子さんが走っているのを見て、自分も走り始めたんです」

「金子さんの姿を見て、自分もあんなにきれいに走れるようになりたいと思いました」

後輩たちは口々に言ったものだった。彼の走りに刺激を受けて、自分もやってみようと決意した例は数多いのである。それほど金子のランニングフォームは印象的だった。義足をつけているのをほとんど感じさせない動きで、滑《なめ》らかに加速していく走りは際立《きわだ》っていた。それは後輩たちのあこがれだった。

もの静かな人物である。後輩の面倒はよくみるが、先輩風を吹かすことはない。その足跡はまさに開拓者《かいたくしゃ》のものといえるのに、

「先駆者なんて、そんなことはちっとも考えませんでした。たかだか日本記録を塗り替えただけで、恥ずかしいくらいですよ」

としか語らない。しかし彼は間違いなく歴史の一章を書いたのである。

「男の中の男だと思う」

臼井二美男の簡潔なひと言だ。着実に仕事をこなし、家庭を守る生活を送りながら、その一方では誰にも真似のできない練習を積み重ねて新たな道を切り開く役割を果たした。目立とうとも声高に自己主張しようともせず、ただ黙々と走る背中で後に続く者を引っ張ってきた。

「それこそ男の中の男ではないか」

と臼井は言うのである。

パラリンピックをあきらめ、競技の一線を退いてからは、仕事のかたわら、王子の東京都障害者総合スポーツセンターで利用者の世話をするボランティアをしたり、老若男女さまざまなランナーがたすきをつなぐユニバーサル駅伝の運営に携わったりするようになった。若い選手にアドバイスもする。時々はあの公園にも行く。思い立つと仕事帰りに足を運んで、馴染みの夜のトラックを走るのである。

「八分以下の力ですよ。軽く流す程度ですけど。やっぱり好きなんですね」

スプリンターとしての意識はどこかに生きているというわけだ。時として心はあのころに戻るのかもしれない。

日本の義足ランナーの可能性について、金子はこう考えていた。

〈11秒台を日本人が出すのは確かに難しい。でも、意外と大変じゃないのかもしれないぞ。難しいというのが頭にこびりついちゃっているだけかもしれないな。同じ義足を使っているんだから、日本人だって外国選手にそう劣らないはずだ。もっと速く走れるはずなんだ〉

先駆者の予測は、しばらくたってから、彼の姿を見て練習に励んだ後輩によって証明されることになる。

Column 02

スポーツ用義足《ぎそく》さまざま

義足選手は陸上だけでなく、さまざまなスポーツに挑戦している。そこで、義足をそれぞれの競技に適合《てきごう》させる工夫が欠かせない。臼井二美男《うすいふみお》も陸上競技用のほか、トライアスロン用、自転車競技用、クロスカントリースキー用、ボート用、ヨット用、馬術用などを手がけてきた。

トライアスロンでは泳ぐための義足として、ワンタッチで足首の角度が変わり、浮力も備えたものを工夫した。浮力を持たせるにはどのような外装がいいのかを試すために、湯船に義足を沈めたり、小学校のプールを借りて実験したりしたという。自転車用は、ペダルに直接固定できるように、義足の底にビンディングをつけた。臼井が担当したトライアスロン選手は両脚義足だったので、水泳用、自転車用、ランニング用の計 6 個をつくった。

クロカンスキーの場合は、常にヒザが曲がった形で滑《すべ》り続けるため、大腿《だいたい》義足ではヒザ継手《つぎて》が最大のポイントとなる。臼井はヒザの角度をワンタッチで変えられるようにし、かつその任意の角度で固定できる仕組みとした。また、厚いスキーグローブをつけたままでも調整がしやすいように気を配った。

かつては義足での挑戦など考えられなかった競技にも次々と取り組み始めた選手たち。その活躍の陰には、難しい要望や注文にも知恵を絞《しぼ》ってこたえようとする義肢装具士《ぎしそうぐし》たちの奮闘《ふんとう》がある。

第4章 夢の舞台

パラリンピック初見参

走り始めたサッカー少年

石橋政昭《いしばしまさあき》と金子順治《かねこじゅんじ》の奮闘《ふんとう》は、大腿《だいたい》であれ下腿《かたい》であれ、義足《ぎそく》を使って走ることが十分に可能であるのを証明していた。それどころか、さらに一歩進んで競技として取り組む道も開けているのを示していた。

臼井二美男《うすいふみお》がこの活動を始めたのは、

「走れるわけがない」

「走る必要なんかない」

とする常識に疑問を抱いたからだった。少しでも走れるようになれば、それが義足を使っている人々の人生そのものに必ずプラスとなるだろうと思ったのである。だから当初は、その先は考えなかった。競技としての活動や大会出場や、頂点としてのパラリンピックなどはいっさい頭になかった。

活動の根本となっていたのは、

「たくさんの人が少しずつでも走れるようになれば、それでいい」

ということだった。その基本は活動の輪《わ》が少しずつ広がっても変わらなかった。

ただ、歩けるようになれば走りたくなり、走れるようになればもっと速く走ってみたくなるのが人間というものだ。試合で競いたいと思い、頂点を目指したくもなる。「義足で走る」活動はしだいにパラリンピックへと近づいていた。

古城《こじょう》暁博《あきひろ》が臼井二美男の勤める鉄道弘済会《こうさいかい》の東京身体障害者福祉センターに通うようになったのは、まだ小さな子どものころだった。5歳で交通事故に遭《あ》い、右脚《みぎあし》をヒザ上から失って以来、ずっと義足を使っていた。沖縄の宮《みや》古島《こじま》で生まれ育ったのだが、千葉に親戚がいたこともあって、評判の高かった弘済会に半年に一度ほどやって来ていたのである。

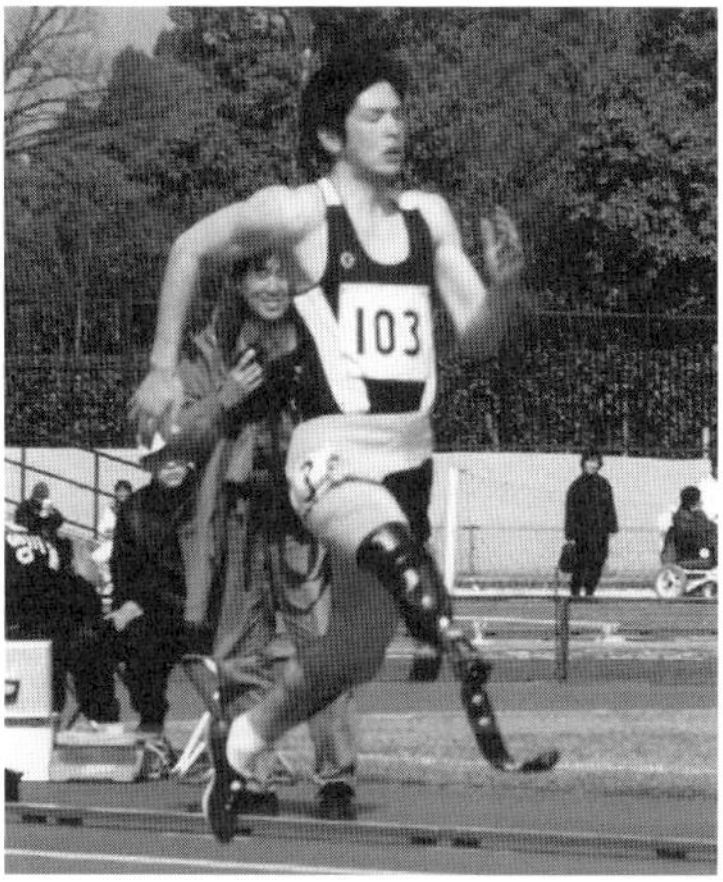

古城暁博のダイナミックな走り（2000年）

大柄で、スポーツは大の得意だった。小学校3年からは宮古島のクラブに入ってサッカーをやった。幼い時期に脚を失った分、義足の扱いに馴染《なじ》んでいたのだ。サッカーに限らず、学校でも家に帰ってからも元気に走り回っていた。走るという行為にはなんの抵抗もなかった。

毎日駆け回っていれば義足はすぐに壊《こわ》れる。生活用の義足はそこまで激しい動きを想定していない。半年に一度の弘済会通いは頻繁《ひんぱん》に壊れる義足を直すためでもあった。

そのころ宮古島《みやこじま》で義足を見かけることはほとんどなかった。しかし本人は障害をまったく気にしなかったし、コンプレックスも持たなかった。小さいころからみなと同じように暮らし、行動するのが当たり前だと思っている。小学校のころは体が大きかったから、同年代の子どもたちとはなんでも互角にこなすことができていた。

中学生になるとそうはいかない。運動会の競走のようにただ走るだけとなると、他の子には到底追いつけない。ただ、サッカーは走るだけではなかった。キックの正確さや先を読む力やチームメートを生かす戦術眼があれば、走力のハンディはある程度カバーできるのだ。

義足の側ではボールを蹴《け》るのもトラップもできない。それは全部左足でやらねばならない。だが苦にはしなかった。

〈左の能力を高めればいい。左足一本でいろんな蹴り方ができるようになればいいんだ〉

古城は夢中でサッカーに取り組んだ。中学のサッカー部では、公式戦出場は少なかったものの、練習試合には出てゴールも挙げた。高校に入る年に一家で千葉に引っ越すと、地元の公立校に入ってここでもサッカー部に入った。

ウォーミングアップをして、パス練習をして、ゲーム形式の練習に入る。終わると、時にはグラウンド周回のランニング。あるいはダッシュ数本。これだけのトレーニングを毎日こなした。人より時間はかかったが、義足だからといって特別扱いは何もなかったし、本人もそれを望まなかった。

いずれにしろサッカーが第一だった。ずっとこれをやるのだと古城は確信していた。ところが、その生活に思いがけず陸上競技が入ってきたのである。

親戚が東京都のスポーツセンターに勤務していて、そこの所長が障害者スポーツの指導をしていたのがきっかけとなった。最初はクロスカントリースキーの誘いだった。オフシーズンのトレーニングにと走り始めたのが発端《ほったん》である。弘済会の担当である臼井二美男が義足で走る運動を進めていたのはよく知っていたし、もともと走るという行為にも抵抗はない。東京・江東区の夢の島にある陸上競技場に行って、専門家に指導も受ける運びとなった。

本格的な練習を始める前に大会に出たのは臼井の勧めによるものだった。町田市で開かれた関東大会。サッカーをやるほどの運動能力を秘めているのなら、いったいどれほどの走力があるのか。興味津々で臼井はレースを見守った。

古城はふだん使っている義足で100メートルを走った。タイムは20秒を切るあたりだったという記憶である。むしろよく覚えているのは、走り終えてひどく悔しかったことの方だ。

「一緒《いっしょ》に走ったのは別のクラスの方たちでしたけど、僕が一番遅かったんです。それが悔しくて……。自分はこんなタイムでしか走れないのかと思いました」

大腿義足で走るT42クラスの選手はきわめて少ない。下腿切断など別のクラスと一緒のレースになることが多い。追いつけないのは当然なのだ。が、なにしろ子どものころから健常《けんじょう》の仲間と違和感なく暮らしてきている。障害者としての意識はない。そこで、まず感じたのは離されたまま追いつけなかった悔しさだったのである。

当人はＴ42だのＴ44だのというクラス分けさえ知らなかった。Ｔ42の記録がどれほどなのかも知らない。とりあえず言われるままに大会に出ただけだった。16歳の少年としては、走ってはみたものの、何がなんだかよくわからなかったというのが正直なところだったろう。

とはいえ、これは大いなる可能性を感じさせる走りだった。本人が20秒を切った程度としか覚えていなかったタイムは17秒2だったのだ。小走りさえ難しい大腿《だいたい》義足で、しかも初めて出たレースのタイムとして、これは破格と言ってよかった。古城暁博は早々と能力を示してみせたのである。

とはいえ、本人は走ることに意欲を感じなかった。ただまっすぐ走るだけという行為に興味が持てなかったのだ。サッカーなら走りにも動きにも多彩な変化がある。陸上はただただ100メートルを走り抜けるだけではないか。

「つまんない。やりたくないな」

と古城は母親に言った。陸上は知らない世界でもある。自分にはサッカーがあるのだから、わざわざ別の苦労を買って出たくはない。母は息子をなだめた。

「もっと続けてみなさい。やってみて、それでもつまらなかったらやめればいいじゃないの」

古城はしぶしぶ受け入れた。最初のうちは大会に合わせてトレーニングをした。１カ月前からは週に半分ほど練習をして、試合が迫ると集中的に毎日走るのだ。授業もあるしサッカーの部活もあるから、陸上の練習は夜やるしかない。いったん自宅に帰って食事をすませてから夢の島の競技場に行くと、帰ってくるのは10時半から11時になった。

部活の朝練で朝は6時半に家を出る。これはかなりのハードスケジュールだったが、若い体力はそれを軽々とこなした。しかも、さほど気が進まなくてもそれなりの走りができてしまう天分をこの少年は持っていた。

最初は生活用の義足で大会に出ていた。100メートルを16秒から17秒で走った。大腿義足ではトップクラスの好記録だ。練習を始めて間がないのにそれだけの走りができる能力の高さに周囲は驚き、期待をかけた。どこまで成長するのかと思わせる器の大きさが彼にはあった。

「義足側に体重をかけるのは難しい。特に大腿義足の場合はそうだ」

とは古城も聞いていた。ヒザ折れの恐怖で義足の側に体重をかけるのが怖いというのは、大腿義足を使う人々の共通認識だった。普通に歩いている時でさえそうなのだ。

「そうなのかなあ」

と古城は首をかしげた。その種の恐怖とは無縁だったからだ。サッカーのピッチに立てば前後左右、縦横斜めに動く。健足《けんそく》、義足を問わず瞬時に体重をかけなければプレーは成り立たない。

〈健足の感覚が残っていないのがよかったのかもしれない。自分の場合はずっと義足が当たり前だったから〉

と古城は思った。幼くして脚を失って以来の義足生活である。右脚が義足であるのを当たり前と思って毎日を過ごしてきたのだ。恐怖心も違和感もない。それがダイナミックな走りをもたらす原動力だった。

練習を重ねるにつれて走力は磨かれた。大会に出ても、T42の選手だけのレースでは自分がどれだけ速くなったかわからない。たちまちトップに立って、大差でゴールしてしまうからだ。むしろサッカーをやっている時に実感があった。義足のヒザ下の戻《もど》りが遅いと感じるようになったのである。脚を振り出すスピードが増したからこその感覚だった。

板バネならではの加速

陸上があまり好きになれなかった少年の心が変わってきたのは、練習を始めて1年が過ぎたころだった。きっかけは臼井二美男が運んできた。

「これ、つけてみないか」

臼井が差し出したのは例の板バネだった。競技専用というわけではないが、スポーツ用としても大幅に進化した義足である。

古城はすぐ使ってみた。なかなか快適な使い心地だった。

ふだん使う生活用の義足で走っていると、やはり限界があるのを古城は感じていた。サッカーをやっていて感じたように、ヒザから下の返りが遅いという感覚があったのである。

〈生活用にはあまり反発がない。太モモは先に出ていっても、ヒザから下が出てこない。どうしても遅れてくる。それじゃスピードは上げられない。もっと速く足が出てきてほしいのに……〉

しかし反発《はんぱつ》の強い板バネを使うと状況は変わった。快調にヒザ下が返ってくる実感があった。これなら義足を強く蹴ることができる。ヒザ下の戻りが遅いと、蹴るのではなく足を置いていくだけにならざるを得ないのだ。

〈足がはね返ってくる。ちゃんと力が伝わっているんだ〉

板バネで走ると、トラックに自分の力が伝わっているのを実感できた。反発が強いだけ使いこなすのは難しい板バネだが、古城は使いにくいとは思わなかった。利点をすぐに生かせる運動能力が彼には備わっていた。

スピードに乗っていく加速感はそれまで味わえなかったものだった。ただ走るのもけっこう楽しいじゃないかと古城は思うようになった。

ただし、義足の性能を引き出せば引き出すほど、体への負担は増すようだった。なんといっても人工の脚である。生身の体とうまく溶け合い、協調して動くわけではない。

ことに腰には負担がかかった。以前からの腰痛がひどくなった。義足の性能が上がると、人間の体はなかなかついていけないのである。となれば、体の方を鍛えるしかない。中でも体幹《たいかん》部分だ。腹筋や背筋の鍛錬が不可欠なのがよくわかった。古城は質量ともにレベルの高いトレーニングをこなすようになった。

〈走ることはサッカーにもずいぶん役立ってるぞ〉

と古城は気づいた。サッカーではしょっちゅう転ぶ。しかし体幹のトレーニングを積んでフォームを崩《くず》さずに走る練習をしているうち、転ぶ回数が減ってきたのだ。筋力が鍛えられ、バランスもよくなったという証拠だった。

一つ気づいたのは、

〈やり方しだいで義足側の能力は上がっていく〉

ということである。

それまでは義足側の脚を鍛えようという発想がなかった。健足の側や上半身はウエートトレーニングで鍛えても、義足側については考えもしなかった。しかし、断端《だんたん》から上の部分を鍛えれば義足を操《あやつ》る力が増す。動きの幅も広がる。脚を切断したといっても、残った部分のパワーは増強できるのだ。

〈義足の踏み込みが力強くなった。しっかり地面をとらえている〉

古城は走りの変化を感じとった。合理的なトレーニングを積んでいけば、失ったものを少しずつ埋めていける。その感覚は刺激的だった。最初は好きになれなかった陸上競技が、しだいに面白みを増してきていた。

100メートルの記録は急速に伸び、走り始めて1年後には14秒を切った。ベストタイムは13秒86まで伸びた。ワールドクラスと言える記録である。大腿義足で走る難しさや、競争相手がいない日本の状況を考えると、13秒台入りは素晴らしい進歩だった。若くて荒削りではあったが、この高校生には限りない可能性が秘められているのが、これではっきりわかった。

新たなページを開いた日

そこでくっきりと見えてきたのが、２０００年10月に開かれるシドニーパラリンピックだった。

当人はパラリンピックについて何も知らなかった。彼には障害者としての意識がほとんどなかった。障害者スポーツの最高峰は自分とは関係のない、遠い存在だった。それがいきなり目の前に現れたのだ。

シドニー大会の参加標準記録を突破したことで、出場はあっさり現実のものとなった。知らせは学校で聞いた。教師が職員室のパソコンで代表決定の発表を調べてくれたのである。

とはいえ、その時は、

〈ああそうか。自分は代表に入れたんだな〉

というだけの感想だった。少年はまだ重みを感じていなかった。日本代表選手になったのだという実感はちっともわいてこなかった。

しかしこれは歴史的な出来事だった。義足のスポーツの新たな波に、日本もここで加わることになったのだ。

それまでにも日本の義足選手がパラリンピックの100メートルに出場した例はある。1996年のアトランタ大会では女子の大腿義足選手がやり投げに出た。ただし、選手たちが板バネを使って本格的な練習に取り組む時代となって、義足の陸上競技は大きく変わった。その新時代のパラリンピックに、日本のアスリートもここから名を連ねるようになったのだ。シドニーの代表に加わった義足選手は古城暁博と鈴木徹《すずきとおる》（口絵写真P7）だった。筑波大の学生だった鈴木は、臼井のもとで競技を始めた下腿《かたい》義足の走り高跳び選手だ。2人が日本の障害者スポーツに新たなページを開いたのである。

パラリンピック代表の重みは少しずつ古城にもわかってきた。両親や祖父母の喜びようが、まずそれを教えてくれた。ふるさと宮古島も盛り上がっているという。周囲の反応がパラリンピック出場の価値を裏付けていた。

支給されるウエアをつくるための採寸《さいすん》にも驚いた。一人一人に細かい採寸を施《ほどこ》して、体にぴったり合ったユニホームやスーツをつくってくれる。代表とはそれほどえり抜かれた存在なのだ。パラリンピックの大きさ、重さを一番わかりやすく教えてくれたのは、この採寸だったかもしれない。

週に2、3回だった陸上の練習は毎日となった。連日、夢の島の競技場に通って走った。選手団から連絡が入って、代表合宿にも参加した。

〈これはすごいことなのかもしれないぞ〉

17歳になった古城はようやくことの大きさに気づいた。おおらかに、ゆったりとスポーツを楽しんできた少年は、大きな渦《うず》にいきなり巻き込まれた自分を初めて意識した。

義足の調整も念入りに行った。臼井二美男が動きを見ながら細かな手直しをした。わずかな調整が走りに大きな影響を及ぼす。細かいことにこだわらない古城だったが、小さなころから面倒をみてきた臼井としては、晴れの舞台に少しでもいい状態で送り出してやりたかった。

当の本人は相変わらず緊張もせずに日を送っていた。パラリンピックがすごい大会だというのはしだいにわかってきたが、すべてを集中する気にはなれない。生活の中心は学校であり、部活のサッカーだった。パラリンピックはなんとなく現実味のない存在だった。

大ピンチが降ってわいたのは、開幕が3週間後に迫った時である。

その日、古城はサッカーの部活に出た。代表に選ばれてからは陸上の練習に明け暮れていたとはいえ、自分の中ではサッカーが第一なのだ。部活は楽しみでもあり、何よりの気分転換でもあった。

調子は上々だった。気分は悪くない。勢い込んで走り出した瞬間、一歩目で健足の左足に強い痛みが走った。かすかにパキッという音がしたような気がした。古城はそのまま立てなかった。

くるぶしの内側の脛骨《けいこつ》にひびが入っていた。疲労骨折という診断が下った。スポーツに明け暮れてきた負担が蓄積していたのだろう。そこでサッカーの練習が引き金を引いてしまった。パラリンピック直前の大アクシデントである。

〈しまった、大変なことをしちゃった……〉

古城は青くなった。取り返しのつかない失態である。にわかに代表の重みがまったく別の形となって身に迫ってきた。

日本チームのコーチ陣は激怒し、古城を叱《しか》りつけた。

「いったい何をやってるんだ。どういうつもりだ」

「すみません。ほんとにすみません」

すみませんとしか言えなかった。もう大会には出られないかもしれない。古城は最悪の結果を覚悟した。

とはいえ簡単にあきらめるわけにはいかなかった。古城はスポーツドクターのもとに駆け込んだ。一般の医師なら言下に、

「走るなんて、とんでもない」

と言われてしまうに違いない。

競技に詳しいドクターの診立ては、

「なんとか、ぎりぎり間に合うかもしれない」

だった。こうなったら成績や記録は度外視《どがいし》するしかない。さっそく治療に入った。もちろん練習などできない。走るどころか、歩くのもままならないのだ。

意気消沈《いきしょうちん》して古城はシドニーに赴《おもむ》いた。すると現地は本人の予想をはるかに超えて盛り上がっていた。オリンピックが終わった直後だったが、街にはパラリンピックの旗がひるがえり、オリンピックと同じと言ってもいいほどの華やかな空気が街を流れていた。

〈これがパラリンピックなんだ。こんなにすごい大会だったんだ〉

日本の障害者スポーツの大会しか知らない目から見ると、パラリンピックはまばゆいばかりの輝きに包まれていた。日本の大会なら、関係者以外は誰も開催を知らず、観客席はガラガラに空いている。パラリンピックはその対極にあった。現地に入って、古城は初めて最高峰の大会の真価に気がついた。

開会式で感激は頂点に達した。なんと巨大で華やかなことだろう。足の痛みがひかない古城は車いすに乗って会場に行ったのだが、きらびやかなセレモニーのただ中に身を置いていると、しばし故障のことも忘れた。式が終わり、会場を後にしても心地よい興奮はなかなかさめなかった。

しかし、いつまでも余韻に浸《ひた》っているわけにはいかなかった。100メートルのレースが近づいている。それまでに走れるようになるのだろうか。

故障してから初めて走ったのはレースの2日前だった。全力では走れない。おそるおそる足を踏み出した。痛みが出ればすぐに止まるつもりだ。やはり50メートルもいかないうちに激痛が走った。様子をみながら軽く流してはみたが、痛みはしつこくつきまとったまま離れなかった。

レース前日には痛み止めの注射をした。テーピングでも固めた。それでも試しに走ってみると痛い。

〈いったいどうなっちゃうんだろう。ほんとにレースに出られるんだろうか。このまま走れないかもしれない……〉

開会式の高揚《こうよう》は薄れ、暗澹《あんたん》たる気分のまま古城はレースを待った。

奇跡が起きたのは予選当日である。その朝起きてみると痛みは消えていた。

〈痛くない、全然痛くないぞ〉

なぜだかわからない。唐突《とうとつ》に痛みは去った。歩くのさえ難しかったのがうそのような朝だった。軽く走っても痛みは出ない。ちょっと動いただけで古城は練習をやめた。なぜ痛みが消えたのかはまったくわからないが、いずれにしろ、このとびきりの幸運を生かさない手はない。念のために痛み止めの注射もした。あとは何も考えずに出番を待つしかない。

〈なんとかパラリンピックの舞台に立つことはできた。あとはどうなってもいい。ともかく思い切り走ってみよう〉

T42男子の100メートルは予選が2組あった。国内の大会とは違って、パラリンピックにはそれだけのランナーがそろっていた。隆々《りゅうりゅう》たる筋肉の大男が多い。180センチの古城が小さく見えた。

〈すごいな。オリンピックのスプリンターと同じような体つきじゃないか〉

しかし不思議にひるむ気持ちはなかった。痛みが消えて気分は浮き立っていた。緊張がほとんどなかったのは、ここに立つこと自体がいろいろな意味で奇跡のようなものだったからだろう。

予選1組。いよいよスタートの時間が来た。やはり痛みはない。古城は無心でスターティングブロックを蹴った。

苦手のスタート。しかし古城は絶好のタイミングで飛び出した。そのまま先頭に立つ。50メートルまではトップを譲《ゆず》らない。そこから他の選手が一気に追い込んできた。ずっと練習していなかった分、100メートルを全速で押し切る体力は残っていなかったのだ。

結果は4位だった。しかし14秒04は悪くないタイムだ。古城は決勝進出を決めた。

まるで夢を見ているような気分だった。しばらく前までは歩くこともままならず、前日にも鋭い痛みが走っていたのに、予選当日には、この状況で考えられうるベストの走りができたのだ。

奇跡は長く続かなかった。翌日には痛みが戻ってきた。決勝のレースは不本意な走りで終わった。14秒44。順位は8位、すなわち最下位である。走り終えて残ったのは悔しさだけだった。

〈なんで最下位なんだ。なんで一番ビリなんだ。誰か一人でも抜きたかったのに……〉

パラリンピックの決勝に立った感激はなかった。故障を奇跡的に乗り越えた嬉しさもどこかに消えていた。

〈悔しい。悔しい〉

その言葉だけが心の中でエンドレステープのように繰り返し響いていた。やりたくないと思いながら、しぶしぶ走り始めて2年半。古城暁博はようやくここで、義足のスプリンターとしての勝負の味を知ったのだった。

優勝したのはカナダのアール・コナーだった。古城より小さいくらいの体格だったが、走りは圧巻だった。スタートは鋭く、加速は爆発的で、なぜか上体がほとんどぶれない。大腿義足の場合は、どうしても上体が大きくぶれるのだ。アール・コナーはその困難な課題を完《かん》璧《ぺき》に克服していた。

コナーは予選2組で12秒79の世界新を出し、決勝では12秒61をマークしてさらに記録を更新した。のちにコナーは12秒14まで記録を伸ばしていく。世界にはこんなに素晴らしい選手がいるのだと、古城は驚きの目で見つめた。

〈ここには純粋なスポーツがある。障害が壁になんかなっていない〉

そんな思いとともに古城暁博のパラリンピックは終わった。本人にとっては、何がなんだかわからないままに過ぎた体験だったようだ。だが、それは日本の障害者スポーツ史に記された貴重な一歩だった。

Column 03

パラリンピックの起源

パラリンピックは、第二次世界大戦後、英国・ロンドン郊外にあるストークマンデビル病院で行われた大会を起源としている。国際競技会となったストークマンデビル大会が、さらに発展してオリンピック開催国で開かれるようになり、オリンピックの直後に行われることにもなって現在の形が確立された。国際パラリンピック委員会の設立は1989年。1960年にローマで開かれた大会が第1回パラリンピックと位置づけられている。当初はパラプレジア（対麻痺《ついまひ》）のオリンピックという意味でパラリンピックという言葉が使われていたが、その後、パラレル（もう一つの）オリンピックとの趣旨《しゅし》で公式名称となった。

第14回夏季大会となった2012年のロンドンパラリンピックには史上最多の164カ国・地域からおよそ4300選手が参加。陸上、水泳、柔道などのほか、ゴールボール、ボッチャなど独自の競技も含め、20競技、503種目が行われた。日本からは134選手が参加、16個のメダルを獲得した。

ロンドンが史上最高の大会と評価されたように、近年のパラリンピックは規模や注目度、競技力レベルなどすべての面で飛《ひ》躍《やく》的な発展をみせている。オリンピックと同様のエリート化が進む裏側では種々のひずみも出てきているが、ロンドン大会で「スーパーヒューマン（超人）」と表現されたパラリンピアンたちの活躍は、不屈の思いが生み出す迫力と熱気で多くの人々をひきつけるようになっている。

第5章 未知への突進

新たな道を開いたプロ選手

命名「ヘルスエンジェルス」

臼井二美男《うすいふみお》が月に一回、東京・王子《おうじ》で開く練習会には名前がついた。「ヘルスエンジェルス」である。

言うまでもなく、アメリカのバイク乗りの荒くれ集団「ヘルズエンジェルス」からの発想だ。向こうは地獄（ヘルズ）だが、こっちは健康（ヘルス）である。これは臼井が思いついた。

意表をついた命名にメンバーは首をかしげた。

「え、ヘルスエンジェルス？　なにそれ……」

だが、これが定着した。名前がついて会の結束も固くなったようだった。

参加者はあまり増えなかった。やって来るのは数人、多くても10人そこそこである。それでもかまわないと臼井は思っていた。

活動を粘り強く続けるのが一番大事だと臼井は考えていた。続けてさえいれば、少しずつでも走れる人が増えていく。そこからまた何かが生まれるかもしれない。前向きの人生を送れるようになるかもしれないし、別のことにも挑戦できるかもしれない。たとえ小さな集まりでも、続けていれば必ず成果が生まれるはずだという確信があった。

〈義足《ぎそく》を使っている人が何をやりたいのか。何を望んでいるのか。いつもそれだけを考えて、彼らの望みにこたえていけばいいんだ〉

臼井は自分に言い聞かせた。小さな一歩でいい。義足を使っている人が喜んでくれればいい。目立つことをなし遂げたいなどという野心は持つまいと臼井は肝に銘じていた。

〈みんなが走れるようになるのを見ているだけで嬉しくなっちゃうな〉

それが臼井の気持ちだった。競技だのパラリンピックだのは二の次、三の次だったのである。

ただ、そうはいっても、

「もっと速く走ってみたい」

「自分がどこまで走れるのか、できることなら挑戦してみたい」

という願いは、義足の人々の間にひっそりと、だが思った以上に色濃く流れているようだった。金子《かねこ》順治《じゅんじ》はその代表例と言ってよかった。何かのきっかけさえあれば、一気に突っ走ろうとする魂があちこちに隠れているに違いなかった。

それは1999年、一人の若者の姿をとって臼井二美男の前に現れた。古城暁博《こじょうあきひろ》の登場の少し後のことだ。古城とともにシドニーパラリンピックに向かう鈴木徹《すずきとおる》。この18歳の大学生はそれまでの常識を一気に覆《くつがえ》そうとしていた。彼は障害者スポーツにまったく新しい流れをつくるのである。

脚《あし》を切ってもあきらめない

「もともとスポーツをやってきましたからね。それが生活になっていましたから、脚を失ったからといって、その道を変えようとは思わなかったんです」

当時の決意を鈴木徹はしごくあっさりと説明する。いや、決意というのとはちょっと違うかもしれない。固く心を決めていばらの道へ踏み出すようなつもりはなかった。自分の道はこれなのだとごく自然に心を決めて、義足のスポーツへと向かったのだ。

高校の3年間が間もなく終わろうとする春、鈴木は交通事故で右脚をヒザ下から失った。大事故であり、大手術でもあった。故郷の山梨県の病院には3カ月入院していた。

筑波大の体育専門学群への入学が決まっていた。高校時代はハンドボールをやっていて、国体の山梨県代表に選ばれてもいる。大学ではもちろんハンドボールを続けることになっていた。

〈自分の人生はスポーツのためにあるのだ〉

と鈴木は確信していた。脚を失っても悲観《ひかん》しなかったのは、義足というものがあると知ったからだ。それを使えば、また元のようにハンドボールができるのだと彼は信じた。

もちろんそうはいかない。常識的に考えればすぐにわかる。なのに彼は義足をまるで魔法の翼のように思い込んでいた。

〈早く傷を治そう。治療をしてリハビリをして大学でハンドボールをやろう〉

鈴木はそれだけを考えていた。なんの迷いもなかった。

片脚がなければハンドボールはできない。だが義足がある。具体的なことはほとんど知らなかったが、そこに希望が見えていた。小さい時からスポーツをやってきていて、運動能力には自信がある。義足の助けさえ借りれば間違いなくそれを生かせるはずだと信じ切って、彼は手術以来の入院生活を送った。

入院中には、高校時代のハンドボールのプレーを撮ったビデオをよく見ていた。両親は驚いた。脚を失ってしまえば昔の映像など見る気にはなれないはずだ。それなのに、なんであも熱心にビデオが見られるのだろうといぶかったのである。

本人はなにも気にしていなかった。彼の中ではコート復帰は当然のことだった。大学ではどんなプレーをしようかと研究するために、以前のビデオを見ていただけなのだ。

両親も息子の情熱を理解していた。なるべく本人の希望に沿うようにしてやりたい。どこで義足をつくり、どこでリハビリするのがいいのか。いろいろ聞いてみるうちに知ったのが鉄道弘済会《こうさいかい》の東京身体障害者福祉センターである。

両親は東中野のセンターに出かけて臼井二美男に会い、小冊子を持って帰ってきた。鈴木は食い入るように見つめた。

臼井がつくった小冊子である。そこには義足でもスポーツができる実例としていくつかのケースが紹介されていた。金子順治のことも書いてあり、走っている写真も載っていた。

〈うん、やっぱり義足を使えば走れるんだ〉

思った通り、義足でもスポーツができるとわかって鈴木は安堵した。どうやら１００メートルも12秒台では走れるらしい。

〈タイムとしてはたいしたことないな〉

と鈴木は思った。そこにどれだけの困難があるのか、どれほどの苦闘が必要なのかということに思いは及ばなかった。自分は高校時代、11秒台で走っている。それに比べればこのタイムは遅い。義足さえあれば運動能力を取り戻《もど》せるのだと彼は信じ切っていた。

〈よし、鉄道弘済会に行こう〉

鈴木は即決した。病院を退院したその日､彼はもう東中野を目指した。いったん実家に帰って荷物をまとめると、そのまま両親と一緒《いっしょ》に車で弘済会に向かったのである。

普通は手術をした病院で義足をつくる。少なくとも仮の義足をつくって装着《そうちゃく》し、様子をみることになる。病院から松葉杖《まつばづえ》で直行するのは希《まれ》な例だった。一刻も早くスポーツを再開したいという一途な思いが異例の方法を選ばせた。

弘済会を訪れた鈴木は、臼井が担当になるものと思っていた。ところが担当だと教えられたのは別の義肢装具士《ぎしそうぐし》だった。後からわかったのだが、受付の段階でそうした判断があったようだった。「臼井さんは患者に無理をさせる」とみる職員も当時はいたのである。

臼井は怒った。患者が担当してほしいと思っているのに、どうしてそうしないのか。本人がわざわざ調べたうえで、ぜひともスポーツをやりたいからと訪ねてきているのに、なぜ他へ回すのか。

〈患者がスポーツにかかわることによって、どれだけ得るものがあるか。人生がどれほど変わっていくか。現場をやっていない人間は何もわかっていない〉

臼井は怒り、失望した。これは当時の状況を象徴する出来事ともいえた。

「義足でも走れる。そのことをできるだけ多くの人々に伝えたい」

という活動の趣旨はまだ多くの理解を得ていなかった。自分勝手な考えのもとで患者に無理を強いているという誤解もあったのだ。新たな発想に周囲が追いついていなかったのである。

抗議によって担当は臼井に戻った。鈴木徹は弘済会に入院して義足を使う練習を始めた。

痛みとの戦い

まずは歩く練習をした。当然ながら義足は魔法の翼でもなんでもなかった。歩き出してみると、まるで砂利道《じゃりみち》をはだしで歩いているかのような鋭い痛みが走った。いきなりのショックに鈴木は呆然《ぼうぜん》とした。

断端《だんたん》はまだしっかり固まっていない。そこで義足を支えて動けば痛くないわけがない。たちまち血だらけになった。

〈この義足、合ってないんじゃないか〉

と疑うほどの痛みはなかなかとれなかった。鈴木は初めて、義足とはそういうものなのだと悟《さと》った。義足を使いさえすればすぐにでも走り回れるように思っていたのは、まったくの幻想にすぎなかった。

あまりの痛みに鈴木は立ちすくんだ。一歩も踏み出せなかった。目の前にはすたすたと歩いている人がいる。ところが、自分の場合はそれどころではなかったのである。

しかし気持ちは揺らがなかった。失意よりも、再びスポーツをやるのだという意欲の方がずっとずっと強かったのだ。

〈すぐにというのは無理だった。これは時間がかかることなんだ〉

切り替えは早かった。すぐにもリハビリを終えて大学に行く気だったのだが、それは甘すぎる期待だった。こうなれば腰を据えて取り組むしかない。

それにしても痛みは強烈だった。脚のどこが痛いとも言えない。とにかく全部痛いのである。しびれもある。立っていることさえできない。

そのうち、やっと一歩を踏み出すことはできた。しかし歩けない。一歩出し、しばらくして次の一歩を出す。それしかできないのだ。痛みも続いていた。出血もした。普通は2時間ほどリハビリを続ける。だが最初は10分、20分しかできなかった。

歩けるようになるのに、結局3カ月もかかった。普通は2週間ほどあればいい。実際、鈴木の前に入ってきた60がらみの男性は、きれいな歩き方をマスターして2週間で帰っていった。なのに、自他ともに認めるスポーツ万能の若者がなんと3カ月もかかったのである。

主な理由は傷口だった。事故後の緊急手術では、どうしても傷口に無理がかかる。一刻を争う中で時間をかけるわけにはいかない。無理な縫合《ほうごう》もする。そこで義足をつける段になると断端に負担がかかり、痛みも激しいのだ。

鈴木は挫《くじ》けなかった。むしろリハビリへのモチベーションが上がった。

〈ちくしょう、なんでみんなができるのに、このオレが歩けないんだ〉

そう思うと居ても立ってもいられない。休みの日にも隠れてリハビリをやった。やり過ぎれば断端に負担がかかる。付き添う臼井がストップをかけた。

「きょうはここまでにしておこうか」

リハビリは必ず臼井のそのひと言で終わった。鈴木の方から、

「きょうはもうこれでいいですか」

と言ったことは一度もなかった。痛みは少しずつ弱まっていったし、なにより成果を積み重ねていくのが楽しくてたまらなかったのだ。

最初は歩くといっても、義足側は床にそっと置くことしかできなかった。置いて、じわりと力をかける。健足《けんそく》の力だけで前に進むのである。義足側にも少し力をかけられるようになって、やっと歩いているという実感が生まれた。

ゆっくり歩けるようになり、早歩きができるようになり、エアロバイクがこげるようになりと、しだいにできることが増えていくと、ますますリハビリは楽しくなった。階段や坂の上り下りもマスターした。横歩きや後ろ歩きもやってみた。一歩一歩、目指すところへ近づいていくのだと思うと、ぞくぞくするほど嬉しかった。

義足を使いこなせるようになったら、入学しただけでずっと休んでいる大学に戻ってハンドボールをやる。計画はいささかも変わらず、だからこそつらいリハビリにも耐えられた。リハビリで踏み出す一歩は、そのままスポーツへの復帰という大目標に直結していたのである。

義足はこんなにかっこいい

弘済会には3カ月入院していた。手術の入院と合わせて半年。当初はそこで復学する予定だった。しかし大学は体育専門学群で、実技も必要となる。この状態ではついていけそうにない。切断面に近い骨を削ったり、神経の固まりを取り除いたりする再手術も必要だった。鈴木はもう半年待つことにした。

東京・国立《くにたち》にアパートを借りて一人暮らしを始めた。国立にしたのは、東京都の多摩障害者スポーツセンターに近かったからだ。これは王子のスポーツセンターと同様の施設で、さまざまな設備がそろっている。ここでリハビリをかねたトレーニングを積んで大学に戻る準備をしようという計画である。

アパートからは自転車で5分ほど。週に6日、朝から晩までスポーツセンターにいた。プールで泳ぎ、体育館では卓球やバスケットボールをした。ビリヤードも試してみた。筋力トレはもっぱらマシンである。やりたいことは何でもできる設備があった。軽いジョギングができるようになったのはこのころだ。

陸上競技や走ることにはあまり縁がなかった。弘済会の廊下で小走りをしてみた程度である。ジョギングができるのだから準備は整っている。臼井二美男からは、以前は金子順治が使っていた板バネ義足を貸してもらっていた。が、それでも走る方にはあまり頭が向かわなかった。ただ、弘済会に入院している時には忘れられない体験をしていた。日本テレビ恒例の「24時間テレビ」への出演で、アメリカからやって来ていた義足のトップスプリンターに会ったのである。

収録があった競技場には金子順治も来ていて、番組のために走っていた。日本で一番速い男の走りもさすがと思わせるものだったが、なんといっても目を奪われたのはブライアン・フレージャーの動きだった。下腿《かたい》切断の選手で、義足のアスリートの先頭を切っていた一人である。

「いやもう、かっこいいというか、動きのスムーズなこと。バックストレートで歩いているのを見ても、どっちが義足かわからないんです。きれいすぎてわからない。長いズボンをはいていればもちろんですけど、ハーフパンツでもわからないんです。競技用義足をつけて走ると、これがまたきれいで……。とにかく動きが柔らかい。ああ、あんなにきれいに走ったり歩いたりすることができるのかと驚きました」

鈴木の回想は何年たっても新鮮なままだ。それほど印象的な体験だった。

フレージャーは100メートルを11秒台前半で走っていた。その記録もさることながら、驚嘆《きょうたん》せずにはいられなかったのが動きの滑《なめ》らかさだった。片脚の下腿義足をまったく気づかせないほど優美な動きで歩き、走るのだ。鈴木はうっとりとその姿を見つめた。

それはまさしくあこがれだった。カズ（三浦知良《みうらかずよし》）やイチローといったスーパースターにあこがれるのと同じ気分だった。義足の世界にも見る者にそれほどの思いを抱かせる選手がいる。鈴木はそのことを自分の目で確かめたのである。

〈一緒に走ってみたい。自分も陸上をやってみたい〉

そんな思いが初めてわいた。それまではハンドボールに復帰するためのトレーニングとしてしか陸上をとらえていなかった。だがこの時、鈴木徹の心に陸上競技がしっかりと根を下ろした。

「いつか一緒に大会に出られる日が来るといいね」

フレージャーはそう言ってくれた。半ば外交辞令《がいこうじれい》だったのだろう。が、それはのちに現実となる。

そのころ鈴木は、短パンで歩くなどとは考えもしなかった。義足は隠すものだと思っていた。コンプレックスそのものだったのだ。しかしその日、彼は一つの目標をつくった。

〈フレージャーさんみたいにきれいに歩けるようになったら、僕も短パンで歩くことにしよう〉

トップランナーとの出会いは、競技にとどまらず、生き方そのものにも影響を与えたのである。

〈義足ってかっこいいものなんだ。あんなにさまになるものなんだ〉

フレージャーに会って帰る道すがら、彼はずっとそんな思いをかみしめていた。義足はかっこいい。義足であっても健常《けんじょう》のスーパースターと同じようにかっこいい存在になれる。その発見は、はかりしれない勇気を与えてくれた。

走り高跳びへの転向

目の前に転機が現れたのは、間もなく大学に戻ろうという2000年の早春である。

その日、東京都多摩障害者スポーツセンターの指導員が連れていってくれたのは、八王子にある中大のグラウンドだった。その指導員は中大陸上部のOBで、運動能力の高い鈴木を母校で一度走らせてみようと思ったのだ。

ところが、いざ100メートルを板バネで走ってみると、タイムは20秒程度にとどまった。まだリハビリの途上のようなもので、それほど速く走れないのはわかっている。義足側でしっかり蹴《け》る段階にも至っていない。が、それでも落胆《らくたん》しないではいられなかった。

〈遅いなあ。こんなタイムでしか走れないのか……〉

高校時代は11秒台で走っている。鈴木はいささか憮然《ぶぜん》として帰りかけた。

と、そこに思わぬ偶然が待っていた。跳躍《ちょうやく》ピットにマットが出ていたのである。それが目にとまった。小学校、中学校ではハイジャンプもやっていたのだ。

「やってみてもいいですか」

と鈴木は聞いた。支柱やバーも出していいという返事だった。こうして走り高跳びの準備ができあがった。

最初、バーは1メートル20にセットした。中学3年で1メートル76を跳んでいる。義足でもある程度は跳べるだろう。とはいえ、いきなり高くはできない。跳べたら少しずつ上げていけばいい。

走り高跳びでは全力で走る必要はなかった。長い距離もいらない。助走はリズムよく、力まずに走るのが大事だ。はずむような足どりで何歩か走り、背面跳びでふわりと浮いた。クリア。

〈おっ、これは楽しいぞ〉

鈴木は夢中になった。徐々に高さを上げて20本ほども跳んだろうか。1メートル65をクリアして、ようやく終わりにした。2月の末で、そのころにはあたりが薄暗くなっていたのである。暗くなったのも忘れて跳んでいたのだ。

Ｆ44、すなわちフィールド競技における下腿義足のクラスで、走り高跳びの日本記録は１メートル50だと鈴木は教えられた。練習もせずスパイクもはかず、普通のスポーツシューズであっさりそれを超えてしまったというわけだ。

〈これは面白いぞ。やってみてもいいな〉

その日、中大グラウンドに行くまでは思いもしなかった計画が心の中で芽生えていた。走り高跳びで日本代表を目指してみようと思い立ったのである。

ハンドボール復帰が大目標だったのは言うまでもない。が、さすがに自信満々ではなかった。ハンドボールでは前後左右斜めの八方向に動く。義足でそこまでの動きが可能なのかどうか、確信は持てなかった。実のところは、

〈ちょっと厳しいかもしれないな〉

と思い始めていたのだ。

それなら走り高跳びでパラリンピックの日本代表を目指してもいい。中学までやっていた種目でもある。これはかなり魅力的な計画といえた。

中学時代はハンドボール一筋で、陸上の練習などはしなかった。しかし地元の大会が近づくと声がかかった。２週間ほど練習して市や郡の大会に出場する。それで１メートル76を跳んでいたのである。本気でやれば県の１位も難しくないとは周囲も認めていたことだ。

それだけの土台がある種目である。可能性は十分と言っていい。

〈やってみようか〉

という気持ちは急速にふくらんだ。復学が近づいていた。ゆっくり考えている時間はない。鈴木は決断した。大学のハンドボールの監督にも話をした。本人のやる気は認めながらも、ハンドボールでの限界を見越していた監督は、

「そうだな、マネジャーなんかをやるより、自分で選手として活躍できる方がいいだろう」

と賛成してくれた。こうして鈴木徹は陸上転向を決めたのである。

パラリンピックを鈴木は強く意識し始めていた。義足のジャンパーなど日本にはまずいないようだ。以前の経験はあっても、これは未知への挑戦となる。ただ、白紙であるだけ可能性は広がっているともいえそうだ。日本代表となり、パラリンピックで力をふるえるのなら、それは「スポーツで身を立てる」人生にふさわしい挑戦となるだろう。

大学に復学して、さっそく陸上部に顔を出した。跳躍コーチは村木征人《むらきゆきと》である。三段跳びで二度のオリンピックに出場している往年の名選手は異例の入部を受け入れてくれた。

「わかった。それじゃ特別扱いはしない。障害があるとかは関係なく、平等に扱うことにするよ」

ベテラン指導者の目に、この異色の新人はこんなふうに映った。

〈いい意味でも悪い意味でも野心に燃えてギラギラしている。でもまだ肉体が追いついていない

ない。やる気ばかりが先行して、危なっかしいところが多い〉

義足を使いこなせていないのもわかった。本格的に競技に取り組めるようになるのには相当かかりそうだと村木はみた。とはいえ意欲は申し分ない。伸びる可能性は十分にある。健常者と障害者が区別なくスポーツに取り組めるようになればいいという理想も頭に置きながら、コーチは指導にかかった。

レベルの高い選手に交じっての練習である。課題は山積していて、練習についていけるかどうかさえわからない。前途多難《ぜんとたなん》は本人が一番承知していた。

「なんとしてもスポーツをやっていくのだ」

という絶対に揺らがない決意。それだけが支えの競技生活だった。

いきなり日本代表に

鈴木徹を取り巻く状況が大きく動いたのは入部早々のことだ。彼は九州パラリンピックという大会に出場した。国際パラリンピック委員会公認の障害者陸上大会で、毎年熊本で開かれている。

〈遊びのつもりで行ってみよう。1メートル70ぐらい跳べればいいかな〉

軽い気持ちの熊本行きだった。大学に戻り、陸上部に入ってまだ1週間なのだ。いい記録を出そうなどとは思ってもいない。

しかし、競技が始まって鈴木が徐々にバーを上げていくと、周囲に人が集まってきた。全国からやって来ている障害者スポーツの指導者たちである。

「なんだ、この選手は。いったいどこから来たんだ」

ほとんど誰も知らない新人の跳躍に彼らは目を奪われた。助走といいバーを越えていく体のさばきといい、障害者スポーツのイメージをはるかに超えているではないか。鈴木は最終的に1メートル74までクリアした。

〈練習をしていないわりには、まあまあだったかな〉

と思いながら帰り支度をしていると、大会役員から呼び出しがかかった。

「もしかしたらシドニーの選考にかかることになる。合宿に呼ばれるかもしれないから、そのつもりでいてほしい」

という話だった。これは秋に迫ったシドニーパラリンピックの選考会でもあったのだ。F44男子の走り高跳びでは、その参加標準記録Aが1メートル73だったのである。

それまではシドニーなど頭になかった。可能性がまったくないとは思わなかったが、こんな形で一気に話が進むとは考えてもいない。思いがけない展開に鈴木は驚くばかりだった。

1カ月後、ジャパンパラリンピック兼日本選手権大会が行われた。障害者陸上最大の舞台で鈴木は1メートル81をクリアした。さらに1カ月後の筑波大選手権では1メートル85。大会に出るたびに記録が伸びていった。

これで決まった。鈴木徹はシドニーに向かう日本代表の一人となった。あっという間にパラリンピック選手となってしまったのである。

それほど練習量が増えたわけではなかった。大学の練習はレベルが高く、ついていけるようになるにはかなりの時間がかかりそうだった。だが、陸上部の中で過ごすだけでもかなりの収穫があったのだ。

陸上の基本さえ知らなかった鈴木は、入ってしばらくは毎日跳んでいた。そうするものだと思っていたのである。するとコーチの村木が教えてくれた。

「毎日跳ぶな。毎日跳んでいるとバネがなくなってしまう。その分、筋力トレーニングやランニングをするんだ。バランスよくトレーニングしなきゃいけないんだよ」

ハンドボールでは毎日シュートを打つ。それが当たり前だった。だが陸上はそうではなかったのである。自己流でやっていける世界ではないのを、鈴木はあらためて思い知った。

村木には歩き方も厳しく指導された。確かにすべての基本ではある。とはいえ、大学の陸上部で歩き方を教えられるとは思わなかった。が、実際にやってみると重要性がよくわかった。「足先からじゃなくて、腰から動くような形で歩くんだ。腰からちゃんと出ていく歩き方をしなさい」

すると歩きはスムーズになった。義足を使っている者にとってこの教えは貴重だった。腰を乗せた歩きは、健足、義足の双方にバランスよく体重をかけていく動きづくりに効果があったのである。

大学陸上部では見るもの聞くもののすべてが新鮮で、どれもが上達への糧《かて》となった。白紙に描くものすべてがプラスとなった。それがパラリンピックへの道を開いたというわけだ。

試行錯誤《しこうさくご》、繰り返して

競技用義足の調整は臼井二美男が一手に引き受けた。義足の走り高跳びといっても、日本では前例がない。どんな義足がふさわしいのか、どんな調整をすればいいのか、すべてが試行錯誤である。義肢装具士として、また「義足で走る」活動を始めた人間として、臼井も大きな試練を迎えていた。

鈴木は若く、脚を切断して間がない。本格的なトレーニングも始めている。体がどんどん変わっていくと、それに伴って断端も変化した。当然、断端部分を包み込むソケットが合わなくなる。一番大事なところだ。すぐにつくり変えなければならない。

何度もソケットをつくり変えた。そのたびに微妙な調整が求められた。競技用を変えれば、ふだんの生活用もつくり直す必要がある。同じにしておかないと違和感が出る。二重の手間がかかるのだ。

二人は頻繁《ひんぱん》に行き来をした。大学や弘済会で会っては義足を調整し、具合を試したうえでまた調整する。テストのために弘済会の近くの公園で走ったりもした。臼井は山梨県の鈴木の実家にも出向いた。

〈徹君の言うことは、なんでも無限大に聞いてあげよう。どんなことでも対応してやろう〉と臼井は決めた。義足はまさしく生命線である。鈴木が安易に妥協《だきょう》しないのは当然のことだ。ならば支える側もそれを正面から受け止めるしかない。

〈それにしても、スポーツ選手をサポートするというのは本当に大変なことなんだな〉

臼井は痛感した。生活用義足にはない側面が次々と出てくるのである。パラリンピックを目指すとなれば、支える側にも並大抵でない取り組みが求められるのを彼は悟った。それもこれも実際にやってみなければわからなかったのだ。

鈴木は義足の選択を真剣に考え始めた。それまで使っていたのは、板バネではあったがハイレベルな競技用というわけではなく、生活用としても使われるものだった。使いこなすのはさほど難しくないが、強いバネはない。硬い感じもある。シンプルで軽いのはいいが、あまり弾まないのである。

〈もっといいものがあるんじゃないか〉

それが常に頭にあった。もっとバネがあり、もっとスピードの出る義足なら、もっといいジャンプができるのではなかろうか。

鈴木は考えた。臼井とも相談した。だが確かなところはわからない。義足のハイジャンプに関する資料やデータも見つからない。やはり手探りである。

鈴木は義足を変える決断を下した。当時は出て間がなかったオズール社の本格的な競技用板バネである。スプリント用で反発力《はんぱつりょく》は強い。大きく湾曲《わんきょく》した形がその駿足《しゅんそく》の動物の脚に似ているというので、「チータ」という愛称がついていた。40万円ほどもする高価なものだが、未知の可能性にかけてみる価値はありそうだった。

取り寄せたチータは確かにバネが強かった。それが最大の特徴であり、強みでもある。やはり走りやすい。ちょっと走ってみただけでも、いままでとはまったく違うパワーが感じられた。

しかしこれは使いこなすまでが大変そうだった。体重をかければ、それだけ反発がある。だからこそスピードが出るのだが、その分、はね返ってくる力をコントロールしなければならない。反発力を制御して推進力《すいしんりょく》に変えていかねばならない。コントロールできなければ、返ってきたエネルギーはあらぬ方向へと暴走しかねないのである。

チータに変えたのはシドニー開幕の３カ月ほど前だった。その時期に義足を代えるのは大きな賭けだったが、鈴木はあえて踏み切った。が、危惧した通り、なかなか使いこなすには至らなかった。

〈バネを制御できないな。自分が扱わなければならないのに、逆に義足に扱われているみたいだ。ここで抑えたいというところでビョーンと持っていかれてしまう……〉

弾むように走れるのは間違いない。しかし弾みすぎると踏み切りのタイミングがずれる。気持ちのいいリズムを刻むことはできるが、上下動が大きい。すると体が浮いてしまう。

いずれは使いこなせるようになってマイナス面も抑えられるだろうと鈴木は考えた。だがパラリンピックは間近に迫ってきている。すぐにも制御できなければ意味がない。手探りの毎日が続いた。

臼井の方も試行錯誤の繰り返しだった。板バネの硬さはどれくらいがいいのか。ソケットに装着する角度はどうか。わずかな角度の違いでも、使う側の感覚には大きな違いが出てくる。結局のところ、少しずつ試しては最善のポイントを見つけていくしかない。

鈴木は断端が短かった。残っているのはヒザ下のおよそ30パーセントである。断端が短いと義足を使いこなすのが難しい。残った分だけで義足を支えねばならないし、筋力も不足する。短断端は大きなハンディなのだ。

どうすれば補えるのか。短い断端の筋力を増すためにはどんなトレーニングが必要なのか。考えるべきことはいくらもあった。

大学の陸上部にも義足の競技に関するノウハウはなかった。なんでも鈴木徹と臼井二美男の二人で考え、判断するほかなかった。

義足の調整はますます難しくなった。トレーニングを積むと、体は引き締まって断端が小さくなる。が、一つ一つの筋肉は太く、たくましくなる。たとえば太モモ裏のハムストリングはずいぶん太くなって、普通に立っている時とヒザを曲げた時では形が変わるのだ。練習量が増えると筋肉が張ってくるから、それもソケット部分のフィットに影響する。あらゆる要素を考えておかないと、思わぬところで痛みが出たりするのがやっかいなところだった。

臼井は変化を見越してソケットづくりや義足の調整をすることにした。この内容のトレーニングをこのモチベーションで続ければ、断端はこう変化するだろうというのを予見して、先手を打っていくのである。義足をつくり、調整する側も未知の世界に入っていかねばならなかった。

実際に競技をする鈴木と同じように臼井も必死だった。それだけの責任が彼の肩にかかっていた。

弘済会を訪れる患者の義足をつくり、調整するという本来の仕事がある。その方も勤務時間内に終わらないほど忙しい。一方では、鈴木からさまざまな要望が次々と出てくる。そちらにもこたえないと、シドニー前の大事な練習に支障が出てしまう。

本来の業務をおろそかにはできない。鈴木の義足に関する作業は必然的に夜や休日となった。徹夜で間に合わせることも少なくなかった。さすがの臼井も追い詰められたような気分になった。

ふと鏡を見た臼井は白髪が増えているのに気づいた。重圧が形となってそこに表れていた。

〈だけど、とにかく前に進まなきゃいけない。試練だな、これは……〉

ともあれ手を抜く気にはならなかった。そこに思いがけなく脚を失いながら、競技者の道をひたすら突き進もうとする若者がいる。成功できるかどうか、そのかなりの部分は義足にかかっている。となれば、どんな要求にもこたえていくしかない。とりあえず、それができるのは臼井しかいないのである。

鈴木も不安にかられていた。なかなか調子は上がらない。チータを使いこなせていなかった。弾みすぎる板バネの制御は簡単ではなかったのである。しかし大会は容赦なく近づいてきていた。

嬉しかったのは日本代表のジャージーが送られてきた時である。

「よし、やってやるぞ」

と闘志がわいた。日本代表になったのだと思うたびに気分は奮《ふる》い立った。ただし、不安の方がずっと大きいまま鈴木はシドニーに旅立った。

初めて立った世界の舞台

臼井は弘済会からサポート要員として派遣されることになった。が、日本選手団の正式なスタッフではない。公式のアクレディテーションカード（資格認定証）を持っていなければ、競技場の選手エリアや選手村には立ち入れない。

競技に入ると鈴木はほとんど一人で行動しなければならなかった。ウォーミングアップの会場にも一人で行く。いつも英語のアナウンスに耳をすませていなければならない。それだけで消耗した。巨大な会場で一人ぼっちの鈴木は強烈な孤独感にさいなまれた。

「会場はすごく大きい。アナウンスは英語。すべてが、それまで経験したことのないものでした。新しいものばかりが自分の中に入ってきて、どうしていいかわからない。新しいことが多すぎて対処できなかったという感じでした」

「これが世界の舞台なんだと思いました。のまれてしまいましたね。プレッシャーは特に感じていない。ただ、のまれてしまったという感じです。魔物が見えた瞬間でした」

　初めてのパラリンピック。初めての大舞台。鈴木の回想からは、なすすべもなく大波に翻《ほん》弄《ろう》された若者の驚きと動揺が伝わってくる。

　オリンピックに魔物がいるとは、選手たちがしばしば口にする言葉だ。この特別な舞台では何が起きるかわからない。緊張のあまり、力を出せずに終わることも少なくない。魔物がいると表現されるゆえんである。

　鈴木はそれを肌で感じた。感じないわけにはいかなかった。パラリンピックもオリンピックと同様の巨大大会であり、いきなりそのただ中に放り込まれた20歳の若者は、どうしていいかもわからず、ただ呆然としているしかなかった。

　結局、新しい義足を使いこなすには至らなかった。結果は6位。記録は自己ベストにも届かない1メートル78である。

〈ああ、前の義足を使っていればなあ〉

　悔いがちらりと頭をかすめた。だが、すべてはもう終わっていた。

〈ただ必死で目の前のバーを跳んだだけだったな〉

残った記憶はそれだけ。晴れの舞台、特別な経験をじっくり味わうという余裕などまったくなかったのに、競技を終えた鈴木はあらためて気づいた。

それでも、観客席からじっと見守った臼井は感激に震えていた。

〈板バネをつけたあの姿、なんてかっこいいんだろう。徹君、素晴らしいよ……〉

チータをつけて走り高跳びのピットに立った鈴木徹。助走に入る前、すっと姿勢を正してバーを見つめた姿に臼井は思わず涙を浮かべた。それはなんとも凛々《りり》しく、雄々《おお》しく見えたのである。

臼井が支えてきた鈴木徹は、日本のパラリンピック史上初めての義足の走り高跳び選手となったのだった。ともに苦労を重ね、歩んできた選手が新たな足跡をしるした一瞬である。その感激には特別な味わいがあった。

「ほんとに夢のようだ」

と臼井は思った。感動が全身を駆けめぐっていた。競技の結果は不満足なものだったが、とにもかくにも一人の若者があれだけの苦労を積み重ねてパラリンピック出場を果たしたのだ。そして自分は彼を精いっぱい支えた。なんともいえず誇らしい気分だった。

すべてが終わった後、二人はスタジアムで固い握手をかわし、見つめ合った。

「僕、これからも海外に行って頑張りますよ」

「お疲れさん。僕ももっといい義足をつくるからね」

二人はともに、これはスタートなのだと思っていた。まず一歩。ここからまた長い道のりが始まるのである。

ともあれ、こうして臼井のもとから二人のパラリンピアンが出たのが２０００年のシドニーだった。一人の義肢装具士が、

〈義足でも走れる。必ず走れるはずだ〉

と思いついて、ほとんど独力でこつこつと輪《わ》を広げてきた活動が、思いがけず大きな花を咲かせたのだった。

第6章

いのち輝く

病を跳《と》び越えた女性ジャンパー

人生を変えたひと言

臼井二美男《うすいふみお》のもとに一人の女子大生がやって来たのは2003年春のことだ。義足《ぎそく》が合わなくて困っていた彼女に、知り合いが臼井を紹介したのである。まだ少女の面影を残した21歳の大学3年生は佐藤真海《さとうまみ》（口絵写真P6）という名前だった。

その1年前、彼女は骨肉腫《こつにくしゅ》で右脚《みぎあし》をヒザ下から切断していた。小さいころからスポーツが大好きで、早稲田大学では応援部チアリーディングの活動を満喫していた。華やかなチアリーディングに象徴される青春の輝き。なのに、まったく思いもしない病気によって脚を失うという悲運に遭《あ》った。楽しかるべき学生生活がいきなりの暗転を迎えるなどとは誰も思わなかったに違いない。

10カ月もの入院を終えて大学に戻《もど》った。しばらくは学校に行っても授業が終われば逃げるように帰り、家に閉じこもる生活だった。人に会いたくない。誰とも話したくない。家でじっとふさぎ込んでいるのが当時の日常だった。

だが彼女は運命に立ち向かった。人にも会わず、ふさいでばかりの悪循環を自ら断ち切ろうとしたのである。

〈こんなに落ち込んでいちゃいけない。何かきっかけをつかんで変わらなきゃいけないんだ〉

インターネットで障害者スポーツセンターというものを見つけたのが入り口となった。小学校では水泳をやっていたし、中学では陸上部に所属していた。大好きなスポーツなら現状を打ち破るきっかけになるのではないか。スポーツセンターは東京の王子《おうじ》にあった。これなら大学からも住まいからも近い。

思い立ったのは年末の休館時期だった。佐藤真海は年が明けてすぐ、センターが開くのを待ちかねて王子へ向かった。スポーツにかける期待は大きかった。是が非でもそこに可能性を見つけたかった。抗ガン剤の影響で髪の毛が抜け、まだかつらをつけていた時期である。

とりあえず館内をひとわたり見て回った彼女は、施設の内容に満足してさっそく通い始めた。最初はプールで泳いだ。泳ぎは得意だ。小学校の時にはスイミングスクールの選手コースにいた。それを体が覚えていた。

義足は外して泳いだ。左右対称のキックは打てない。でもすぐに慣れた。水の中では痛みもない。すべての悩みから解放されたような気分だった。

〈スポーツセンターに行ったのは正解だったな〉

と彼女は思った。少し前へと進んだ実感があった。

センターでは顔見知りもたくさんできた。その一人から聞いたのが臼井二美男の名前である。

「義足が合っていないようだから、一度臼井さんに相談してみた方がいい」

というアドバイスだった。しかも臼井は「ヘルスエンジェルス」という活動もやっているという。スポーツの面でも大いに頼りがいがありそうだ。

彼女はヘルスエンジェルスの練習会の日程を調べて王子のグラウンドを訪れた。臼井はすぐ応対してくれた。

〈なんか口数が少ないし、ちょっととっつきにくい人なのかな。個性的な職人みたい……〉

そんな第一印象はたちまち変わった。一見ぶっきらぼうにも思える雰囲気の奥に、分けへだてなく親身に世話をしようとする温かさが見えたからだ。

足を引きずっている歩き方をひと目見ただけで、臼井には義足が合っていないのがわかった。まだ仮義足の段階だったが、ソケットもゆるいようだし、痛みが出るのも無理はない。臼井はつくり直した方がいいと勧めた。

義足をつくって提供する側に詳しい説明が足りないのも問題の一つだった。使用者の方もそんなものだと思い込んで、痛みがあっても我慢してしまうのだ。ちゃんと合ったものならうまく歩けるはずだと臼井は教えた。

これでとりあえずの用事は終わりである。すると、まったく思いがけないことを臼井が言った。

「どう、ちょっと走ってみたら」

「えっ、いま、ですか」

佐藤真海は驚いた。確かにそこには義足で走っている人々がいた。義足でも走れるのはよくわかった。が、自分は合っていない仮義足をつけていて、歩くのもままならないのだ。断端《だんたん》の痛みもおさまっていない。走るなんて、できるわけがない。

「いや、それでも走れるよ。やってみたら」

と臼井はこともなげに言った。そこまで言われればやってみるしかない。

覚悟を決めてトラックに入った。スキップのように足を引きずりながらの小走り。あとから思えばとても走っているとはいえない形だったのだが、ともかくもチャレンジしてみたのだ。その時、彼女の中で何かが始まったようだった。

〈これって相当無理なことをしてるのかもしれない。でも、走ろうと思えばこれでもちゃんと走れるんだなあ〉

自分一人だったら、もちろんそんなことはしなかったろう。うまく歩けもせず、できれば杖《つえ》でもつきたい心境だったのだ。ところが、臼井二美男を知り、ヘルスエンジェルスの練習会に出かけていったことで、無茶なほど思い切った行動ができた。違う生き方へと一歩踏み出すことができた。

〈あの臼井さんのひと言、『やってみたら』のひと言があったから……〉

のちに彼女はしばしばその時を思い出すことになる。それは人生を変えるひと言だったのである。

両脚で走る喜び

彼女はスポーツに夢中になった。歩く練習と走る練習、ついでに泳ぎも同時進行で積み重ねていった。最初は100メートルも歩けば疲れてしまったが、そこからすべてが始まるのだと思うと気分は浮き立った。

臼井のもとにも足繁《あししげ》く通った。東中野にある鉄道弘済会《こうさいかい》の東京身体障害者福祉センターでは、リハビリ室や廊下で走ってみた。義足側にも体重をかけられるようにするのが第一の課題である。しっかり蹴《け》る感覚を身につけようと彼女は決心していた。そこが一番大事だというのはよくわかっていた。

〈脚があった時の感覚を取り戻してみたい。つま先までちゃんと自分の脚があるような感覚で走ってみたい〉

彼女は高い理想を掲げた。むろん簡単ではない。練習していると、しばしば義足のつま先を路面にひっかけて転んだ。ゆっくり走っていてもそうなのだ。本来の脚のような感覚でと願っても、本当に義足をそんなふうに扱えるようになるかどうかに確信は持てなかった。

〈まるで血管を一本一本つないでいくような作業じゃないか〉

と彼女は思った。理想に近づくには、無機質《むきしつ》の義足を、あたかも血液や神経が通っているかのように操《あやつ》らねばならない。途方もない努力が求められるのだ。しかしつらいとは思わなかった。走っていれば、ずっとつきまとっていた喪失感《そうしつかん》や不安を忘れていられたのである。

「こんな世界をまた見られるのかっていう感激。走って、風を感じるだけでもすごい喜びを感じる。いまを生きているんだという思いが出てきます。両脚で走るということで、わっと出てくる感情があるんですね。それはもう、痛いとかつらいとかいうのをはるかに超えるものでした」

佐藤真海の回想は、走るという単純な行為が、脚を失った者にとってどれほど大きな意味があるかをよく示している。義足で走れば必ず何かが変わるという臼井二美男の直感が正しかったのは、ここでも証明されたというわけだ。

臼井は彼女の奮闘《ふんとう》をじっと見守っていた。明るく振る舞ってはいたが、若くして骨肉腫になり、脚を失ったばかりか病気の再発や転移にもおびえる毎日が苦しくないわけがなかった。

〈家でふさぎ込んでいたら病気に負けてしまう、目標を持って、体を動かして病気に勝つんだと思っているに違いない〉

〈運動すれば病気が治るという保証はない。でも、家で悩んでいるよりは、思い切って外に出て、春の桜の散る中とか、真夏の炎天下の日差しを浴びてとか、今度は雨が降ってきたとか、そんな中でチャレンジしていく方が絶対にいいに決まっている。そうすれば少しずつ病気か

ら遠ざかっていくはずなんだ〉

ヘルスエンジェルスには他にも骨肉腫で脚を失っている参加者がいた。そうした人々と接しているうちに、臼井は一つの直感を得るようになっていた。

〈命が輝いている。輝きの度合いが増している……〉

具体的に説明はできない。ただの直感にすぎない。が、失意や不安の中で走り始めた人々がしだいに生き生きと躍動《やくどう》していく姿からは、確かに命そのものが輝くさまが伝わってくると臼井は感じていた。だからこそ彼は自信を持って患者たちを練習会に誘うようになったのだ。

実際、体を動かせば免疫力《めんえきりょく》も上がるに違いなかった。挑む思いが病気を治す力になるというのは、科学的にみてもうなずけることである。佐藤真海の頑張りは、まさしくその実例と言ってよかった。

ふと思いついた幅跳び

練習を重ねて、彼女はさらに大きな一歩を踏み出すことにした。大会に出てみようと決めたのだ。

水泳や陸上をやっていた時には、練習を積めば次には試合に出るのが当たり前だった。同じ練習をするなら、試合という目的があった方がより頑張れる。水泳の大会は既に何回か経験していた。

〈思い切ってやってみよう〉

と彼女は決めた。がむしゃらにやっていくしかない。そこに迷いはなかった。

パラリンピックも意識し始めていた。早大の先輩である河合純一《かわいじゅんいち》と出会ったのも大きかった。視覚障害のクラスで競泳の第一人者となり、パラリンピックで好成績を挙げ続けている先輩の姿はなんとも魅力的だった。

〈私もいつか……〉

と佐藤真海は思うようになった。いつの間にかわいて出てきたその思いは、本人も驚くほど強かった。パラリンピックは彼女の心にしっかりと根を下ろしたようだった。

走る方は試行錯誤《しこうさくご》の連続だった。簡単でないのはわかっていたが、自分の神経が通っているかのように義足を操《あやつ》るというのは思った以上の超難問だったのである。義足もふだん使っているもので、けっこう重い。思い切り突き進んでいく走りにはほど遠かった。

初出場となったのは7月の関東大会だった。不安はあったし、この程度の競技力で出ていいのかと逡巡《しゅんじゅん》する気持ちも強かったが、周囲の励ましもあって、まずはやってみるしかないと腹をくくった。

関東大会では100メートルと走り幅跳びに出た。100メートルだけでなく他の種目にも出てみたい。考えた末に選んだのが幅跳びだ。以前、陸上は中長距離をやっていて、短距離はそれほど得手ではなかった。ほかにも自分を生かせる種目があるはずだと考えるうち、走り幅跳びに思い至った。

〈体育の授業でもやったし、これならできそうだ〉

という軽い気持ちだった。本人はまったく気づいていなかったが、この選択がパラリンピックへの扉を開いたのである。

周りを見渡しても、義足の女子選手はヘルスエンジェルスの仲間しかいなかった。始めたばかりの初心者でも、この舞台では開拓者《かいたくしゃ》の一人だった。

100メートルは18秒台の記録で走った。走り幅跳びは3メートル21で終えた。何回か練習してみて、初めて試合の場で試した結果がこれである。走るのも跳ぶのも着地するのも、すべて見よう見まねで、これからどうしていけばいいかもわからないという段階での大会出場だった。

〈走るだけでいっぱいいっぱいだ。まだまだだな……〉

大会出場にこぎ着けたという感激はなかった。このままではダメだとしか思えなかった。もっとも落胆《らくたん》したわけではない。もっと練習して強くなろうという思いの方がずっと強かったからだ。

ジャパンパラリンピック、日本選手権と大会出場を重ねていく中で彼女は板バネ義足をつけるようになった。練習を始めてすぐに使わせなかったのは臼井の判断である。体力、筋力がついてこないと反発力《はんぱつりょく》の強い板バネは使いこなせない。そろそろ一つ先に進んでもいいだろうという判断でゴーサインが出た。

〈臼井さんがなんですぐに使わせなかったのか、よくわかった〉

というのが佐藤真海の第一印象だった。板バネとはそういうものである。なにしろ装着《そうちゃく》して立つだけでも怖いのだ。

どこに体重を乗せていいのかわからない。重心も定まらず、思い切って踏み込むのが怖い。いかにも危なっかしい感じなのである。

〈すぐ転ぶかもしれない〉

〈もしかして折れちゃうんじゃないか〉

心配は尽きなかった。当然、走りもぎこちない。体重をうまく義足にかけられず、ガクガクとした動きになってしまう。

〈また元に戻っちゃったな〉

と彼女は苦笑した。反発力の少ないふだん使いの義足には、ある程度体重を乗せられるまでになっていたのだが、板バネではまた一からやり直しなのだ。

〈まあ慣れるしかないだろう〉

彼女は割り切った。慣れさえすれば前よりずっとスピードに乗って突っ走れそうな予感が、この新しい義足からは伝わってきた。

予想通り、走り込むうちに手ごたえが出てきた。前にどんどん進んでいくのを感じとれるようになったのである。これで走る楽しさが倍増した。

〈ああ、脚で走っているという感じがするぞ〉

と彼女は喜んだ。ふだんの義足では、いかにも道具を使って走っているという感じが抜けなかった。ゴツゴツとした走りなのである。だが、板バネには軽さやしなやかさがあった。道具とは違う、まさに脚そのものの感覚が少しだけよみがえってきたように思えた。

これは大きな収穫といえた。自分の脚で走っているのと同じ感覚に到達したいというのが究極の目標なのだ。このまま進歩していけば、左右等しく体重を乗せて、双方ともにしっかり蹴って走るという理想に近づいていける。夢を実現できるかもしれないという希望が日々の練習をいっそう楽しくした。

臼井二美男は時間が許す限り練習につきあった。わずかな調整によって、走りやすくもなればまったく走れなくもなる。それが義足の難しいところだ。実際に義足を使う者の感覚と、客観的に俯瞰《ふかん》しながら微妙な調整を施《ほどこ》す技術。その二つがそろって、初めて義足は真価を発揮するのである。

佐藤真海も断端が短かった。鈴木徹と同様にヒザ下の30パーセントほどが残っているだけなのだ。競技に不利なのは言うまでもないが、そのことはまた微妙な調整をも必要とした。断端が長ければ少々のずれも筋力で抑え込めるが、短断端ではそれができない。ピンポイントの調整が求められることになる。

断端が短いと、わずかな調整を施しても走る感覚が大きく違ってくるのだった。それだけ臼井の役割は大きかった。

「こうしたらどうかな」

「ちょっと違います」

「では、これなら？」

「ああ、やっぱり違いますね」

「え、これしか回してないのに、そんなに違ってくるの？」

義足がしっくり合っていないといい走りはできない。佐藤真海と臼井二美男はやりとりを

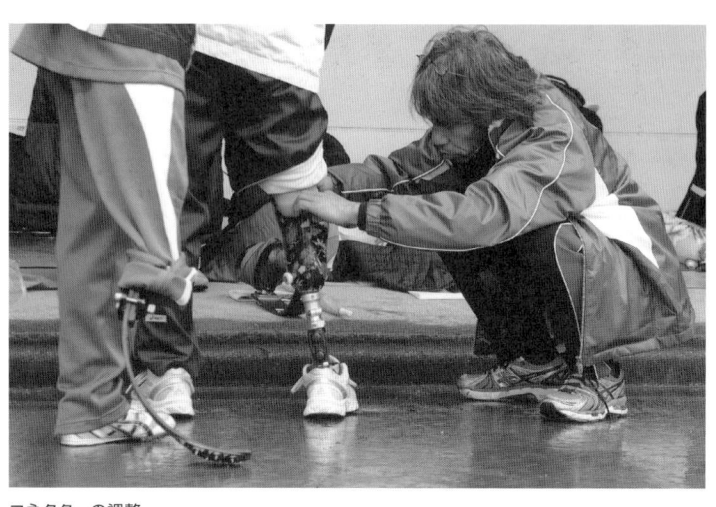

コネクターの調整

重ねながら調整を繰り返した。ソケット、あるいはヒザ継手と板バネをつなぐコネクターのネジを回すと少しずつ変化が出る。前後に、また内向き、外向きにと板バネの角度が微妙に変わる。コネクターとネジによる微調整は、臼井が独自に編み出したシステムだった。

ネジをわずかに回しても走者の感覚には大きな違いが出る。走る側として、そこは譲《ゆず》れない一線だった。彼女は人一倍繊細な感性を持っていて、それしかないというぴったりのポイントを求めた。

臼井も難問にこたえた。選手が妥協《だきょう》しないのは、調整する側に寄せる信頼が厚いからでもある。佐藤真海は臼井二美男を絶対的に信頼していた。義足のアスリートは常に二人三脚で競技を続けていくのである。

夢をつかんだ大ジャンプ

２００４年9月にアテネで開かれるパラリンピックが近づいていた。佐藤真海にとっては、いつか必ず行きたい舞台であり、しかし競技を始めて間のないアテネはといえば、いささか遠く感じられもする大会だった。東京都障害者総合スポーツセンターで指導員を務める藤田《ふじた》勝敏《かつとし》にコーチをしてもらって、スプリントと幅跳びの練習を本格的に始めてはいたが、まだ自らの競技力に自信を持てる段階には至っていなかった。

思いがけないチャンスをつかんだのは２００４年3月だった。学生最後の試合となった九州パラリンピックは毎年熊本で開かれる障害者陸上の大会で、アテネパラリンピック日本代表の最終選考会ともなっていた。その走り幅跳びで一気に自己ベストを更新する記録が出たのである。

一回目の跳躍《ちょうやく》だった。ふわりと浮いた感触にいままでにない手ごたえがあった。着地した瞬間に、跳んだ佐藤真海と見守っていた藤田勝敏がともにガッツポーズを繰り出したのは、これが夢を引き寄せるビッグジャンプだと直感したからだ。結果は3メートル66。アテネの参加標準記録Aである3メートル55をはるかに超える好記録だった。

それまでは3メートル20程度が精いっぱいだったのである。それが一気に伸びた。魔法にかかったような瞬間だった。積んできた練習は基礎となる走りが主で、跳躍の方はさほどやっていなかったのだ。

「自分がやってみせていることを彼女はちゃんと理解している。このやり方で必ず結果が出るはずだ」

と藤田は考えていた。短期間で無理に詰め込もうとせず、あくまで基礎固めに専念したのはそのためだ。こうして地道に積み重ねてきた土台に、この日、突如《とつじょ》として大輪《たいりん》の花が咲いたというわけだった。

〈こんな記録が出せるなんて……。ほんとに夢みたいだ……〉

そうなのだった。この跳躍はまさしく夢に直結していた。アテネの代表へと一躍浮上したのである。突然に、まったく突然にチャンスが扉を開いたのだ。

夢は現実となった。佐藤真海は正式にパラリンピックの日本代表選手に決まった。走り始めてまだ2年もたっていなかった。

〈いいんだろうか、私なんかで。走り幅跳びの選手といわれても、まだピンとこないのに……〉

喜びはむろん大きかったが、とまどいも同じぐらい大きかった。目の前の課題にこつこつと取り組んでいたら、いきなり巨大な幸運が降ってわいたのである。とまどわないわけにはいかなかった。

〈こんなに早くパラリンピックに出ていいのかな〉

というのが本音だった。にわかに注目が集まり、テレビや新聞の取材が相次いだ。その若さ、元チアリーダーという経歴、病気を乗り越えてパラリンピック出場を射止めたドラマ性をメディアは放っておかない。が、本人の気分はいささか複雑だった。

〈まだアスリートとしても半人前なのに。こんなに注目されてしまって、いったいどうしたらいいんだろう〉

大会はどんどん迫ってきた。パラリンピックという大会の大きさ、存在感があらためて感じられるようになった。とはいえ、もう思い切ってやるしかない。少しでも力をつけて大会に臨《のぞ》むしかない。考えてみれば、つい2年ほど前の悲嘆の淵《ふち》から一気にこの高みまで上り詰めたのだ。その勢いのまま進んでいけば、きっとまた新たな世界が開けるだろう。

大学を卒業した佐藤真海はサントリーに入社して社会人としての生活を始めた。就職活動をしたのは脚を失ったショックからまだ立ち直れないでいるころだったが、サントリーにはぜひ入社したいと思わせる社風や企業精神があった。希望通りの就職である。いきなり暗転した大学生活には、その後半になって再び明るい光が差し込むようになっていた。

〈それにしても速かった。自分自身が追いつけないくらい速かったなあ〉

というのが、その数年を振り返っての実感だった。病気がわかって入院をして、手術で脚を切って、しかしすぐに泳ぎ、走り、就職活動をし、サントリーから内定をもらい、陸上では走り幅跳びを選び、一気にパラリンピック代表の座を射止めて、と、めまぐるしいばかりのスピードでものごとが進んできたのだ。

新たな人生が始まった

初めて参加したパラリンピックは感激の連続だった。壮大なスケールのオリンピックスタジアム。華やかな開会式。満員の観客。国際色豊かな選手村。世界のトップアスリートの迫力。その選手たちと競い合う高揚《こうよう》。一つ一つに新鮮な感動と驚きが満ちていた。

競技の結果は9位だった。走り幅跳びは始めたばかりだったし、世界と互角に戦えるだけの経験もなかったのだ。とはいえ収穫は小さくなかった。3回の試技で、決勝に進める8人の中には入れなかったが、最終の3回目で自己ベストをはるかに超える3メートル95を跳んだのである。順位は9位でも、十分に希望を持てるだけの中身があった。

競技の結果だけではなかった。パラリンピックを肌で感じた貴重な体験は大きな自信となって残った。

〈本当にここに来られてよかった。世の中にはこういう場所があるんだ。ここに立ててたというのはすごく幸せなことなんだ〉

スタートラインに立てたのだと彼女は感じた。脚を失った喪失感と前途への不安を振り捨てて、そこからの人生をまっすぐ突き進んでいくための再スタートである。

義足の生活になって以来、しばらくはそれをどう受け止めていいのか、迷いを振り切れない時期が続いた。たとえば義足を使っているのを人に言うべきなのか、それとも隠しておいた方がいいのか。そんなことさえ悩みのたねだった。スポーツによって前向きに生きるようになってからも、心のどこかには割り切れない部分が硬く凍りついた残雪のように残っていたのかもしれない。

だが、パラリンピックの舞台に立ったことによって、そんな気分はきれいさっぱりと消えていった。

「みんな生き生きしてました。みんな限界にチャレンジして、それを突き破ろうとしている。パラリンピックには、いい『気』が集まってました。すごいプラスの気が流れていた。それで、もうくよくよするのはやめようと思ったんです」

アテネの記憶はその後も忘れていない。彼女はそこで生まれ変わった。初めてのパラリンピックの向こうには進むべき道がくっきりと見えていた。

9位という順位には後悔も落胆もなかった。アテネを終えて残ったのは、もっと力をつけようという固い決意だった。この舞台にまた帰りたいという願いが、帰国の機中で早くも彼女を駆り立てていた。

佐藤真海は何度も思い出していた。初めて臼井二美男を訪ねた時のことだ。合っていない義足で、痛くてろくに歩けもしないままに王子へ出かけた日。その日のうちに走ることになり、そのまま競技へとのめり込んでいったのである。考えてみればずいぶん荒っぽい行動だったが、そんなふうに第一歩を踏み出したからこそ、こんなに早くパラリンピックの扉が開いたのかもしれない。

〈あれがあったから、あんなに思い切ってチャレンジしたからこそ、第二の人生を切り開くことができたんだ〉

と彼女はしみじみ思った。あのまま落ち込んでいたら、パラリンピックはもちろん、これほど充実した毎日を過ごすこともなかったはずだ。スポーツの持つ力をあらためて感じずにはいられなかった。

〈伝えたい。発信していきたい〉

と彼女は強く思うようになった。同じような境遇で悩み、苦しむ人々にもっと多くの情報を発信したいと思ったのである。たとえば、かつて入院していた病院の患者たちに自分の活動を語れば、きっと後に続く者が出てくるだろう。伝えるべきことはいくらもあった。その何年間かで味わったことのすべてが、後輩たちの道しるべとなるに違いなかった。

Column 04

先頭を切って走る義足《ぎそく》アスリート

義足ランナーとして世界で最も知られているのは南アフリカのオスカー・ピストリウスだ。1986 年生まれで、先天的な障害によって生後間もなく両脚《あし》をヒザ下から切断し、義足の生活となった。17 歳で陸上を始めると下腿《かたい》義足のクラスで一気に頭角を現し、2004 年のアテネパラリンピックの 200 メートルで優勝。北京《ペキン》でも 100、200、400 メートルで金メダルを獲得し、義足スプリンターの頂点に立った。

その名を一躍高からしめたのは 2011 年の世界陸上・大邱《テグ》大会出場。45 秒 07 のベスト記録をひっさげて臨《のぞ》んだ 400 メートルで準決勝に進出し、健常《けんじょう》のトップランナーと互角に渡り合える力を世界に見せつけた。そして翌年のロンドンオリンピックにも南アフリカ代表として出場する史上初の快挙《かいきょ》を果たし、400 メートルで準決勝に進出。4 × 400 メートルリレーも走った。いずれも世界のスポーツ史に残る出来事として長く語り継がれるだろう。

世界陸上への出場以来、常に論議の対象となってきたのは、板バネ義足の反発力《はんぱつりょく》が競技への助力《じょりょく》となるのではないかとみられたからだ。だが、競技用義足をここまで使いこなすためにどれだけの困難を乗り越えねばならないかを考えれば、少々のバネの力など些末《さまつ》なことにすぎない。その走りは、人間が持つ可能性の大きさをあらためて示すものと言える。

ロンドンパラリンピックでは 400 メートルで優勝したが、200 メートルでは 2 位、100 メートルは 4 位にとどまった。オスカーの登場で義足選手の進化はまた一歩進んだようだ。

第7章 支える喜び

広がるヘルスエンジェルスの輪《わ》

義足《ぎそく》作りこそ天職

臼井二美男《うすいふみお》はあわただしく、かつ濃密な日々を過ごしていた。24時間のすべてが義肢装具士《ぎしそうぐし》としての仕事に費やされていると言ってもおかしくない毎日が続いていた。

朝6時に起きて、30分後にはもう家を出ていた。勤務先の鉄道弘済会《こうさいかい》には7時から7時半の間に着く。定時は午前9時から午後5時半。定刻よりだいぶ早い出勤には理由があった。

職場におよそ30人いる義肢装具士の中で、常に誰よりも受注量が多いのが臼井だった。いつも並行して10人から15人ほどの患者を担当していた。名指しでの依頼も多い。頼まれれば断らない性格である。時間はいくらあっても足りなかった。

〈本業をしっかりやってこそのヘルスエンジェルスだ〉

という信念がいつも頭にあった。天職と思って打ち込んでいる仕事でもある。多くの患者をみればみるほど高い技術、深い経験が身につくのだ。やればやるだけ腕に磨きがかかる。

もともと公的な性格を持っていた鉄道弘済会は、障害者スポーツの支援に理解を示してくれていた。「弘済会に勤めていたからこそ、ヘルスエンジェルスの活動もこれだけできたんだ」とは常々思うことだった。とはいえ、だからといってスポーツ選手ばかりを手がけたがっていると誤解を受けてはいけない。本来の業務で誰よりも頑張るというのは自らに課した鉄則《てっそく》だった。

出勤して青衣《あおい》に着替えると気分が引き締まる。これはソケットづくりに使う石膏《せっこう》が付着しにくい、義肢装具士のユニホームともいうべきものだ。しばらくは義肢の製作に没頭するが、9時を過ぎると担当の患者が次々にやって来る。それぞれに相談を受け、型をとり、仮合わせをし、完成したものを渡して、という具合に息つく間もなく働いていると、たちまち時間が過ぎる。昼食には10分しかかけなかった。職員食堂で手早く済ませ、すぐ仕事に戻《もど》った。午後に約束している患者がもう待っている。

全国各地からの電話やメールも入ってきた。義肢にかかわる世界で臼井二美男の名は広く知られるようになっていた。活動がメディアで紹介されることもある。悩みや心配ごとを抱える患者たちが、悩んでいるうちにふとその名を思い出して相談を持ちかけてくるのだ。

臼井はそうした問い合わせの一つ一つに応対した。電話がかかってくると、急ぎの仕事の手も止めて話を聞いた。義足で困っているなら、いいかげんにあしらうわけにはいかない。問い合わせがあれば丁寧に応対するというのも、臼井が自分に課した決まりの一つだった。

中年の女性から難しい相談を受けたことがあった。長年、足の障害で苦労してきている。歩けないことはないが、不便もまた多い。彼女は思いあまって臼井に問いかけた。

「いっそのこと切って、義足にしちゃった方がいいんじゃないですか」

状況を詳しく聞き取った臼井は明快《めいかい》に答えた。

「そうですね。切った方がいいでしょう。間違いなくいまよりプラスになります。陰と陽でいえば、絶対に陽の方へいきますよ」

彼は義足の持つ可能性や、何がどれだけできるかを説明した。突然のけがや急な病気と違って、どうしても切らねばならないわけではない。それでも臼井はためらわなかった。彼女の人生がプラスへと転ずることに絶対の自信があった。その後、下腿《かたい》義足となった女性は陸上競技を始め、全国障害者スポーツ大会で金メダルを取って、判断の正しさをあらためて証明することとなる。

義足を使っている人々からはさまざまな注文が出た。彼らにとっては毎日の生活を送るうえで何より大事なものだ。少しでも改良し、より便利に使えるようにしたいのである。

「できるだけ薄く、フィットしたものにできませんか。ぴったりしたジーンズが出っ張って見えないようにしたいんです」

「もっと軽くしてほしい。もちろん機能はそのままで」

「義足に絵をつけてもらえますか。子どもの好きなものがいいですね」

義足に絵柄をつけたいという要望は多かった。女性なら隠れたおしゃれのために、また母親であれば、自分が使っている義足に子どもが親しみを持てるようにしてほしいと思うのだ。

難しい注文にも臼井はできる限り対応した。薄くと言われればソケットづくりで配慮《はいりょ》し、軽量化を図るには、いろいろ種類のあるチューブやヒザ継手《つぎて》や足部《そくぶ》の中からなるべく軽いものを選んだ。使う側の職業によってもさまざまな工夫が必要となる。重いものを持つ仕事であれば、少々踏ん張れるようにヒザ折れしにくい継手を配し、汗《あせ》をかく仕事ならソケットの中に汗吸いパッドを入れた。義肢装具士の工夫の一つ一つはそのまま使用者の日々の暮らしに直結していた。

さんざん頭をひねったのは、大腿《だいたい》義足で本物そっくりのヒザこぞうをつくることだった。

「ミニスカートだってはいてみたい。そのために本物の脚《あし》と見分けがつかないくらいリアルな義足がほしい」

女性患者からはそんな要望が出ていた。おしゃれをしたいというのは女性として当然の思いだ。時にはミニスカートもはきたい。しかし、義足がひと目でわかるようでは、ちょっとためらってしまう。できれば、ヒザがむき出しになってもおかしくないほどリアルな脚をつくってほしいというのである。

しかしこれは難問中の難問だった。それなりの外装を施《ほどこ》しても、伸びたり曲がったりするヒザ継手が中に入っていると、外装の形状が長く維持できないのだ。見た目も動きもリアルなヒザこぞうというのはなんとも難しい課題だった。

一般の人が使うのだから、それほど高価なものにはできない。いまある部品や素材をうまく組み合わせてつくるしかない。臼井は頭を抱えた。ヒザは立っている時と座った時では形が変わる。そう見えるような工夫が欠かせない。そこが一番の難問だった。彼は考え込んだ。

「そうだ、あそこに行ってみよう」

臼井が駆けつけたのは人形店である。そこで、からくり人形をためつすがめつ眺めた。何かヒントが隠れているかもしれない。人形だけでなく、少しでも役に立ちそうなものを思いつくと、どこにでも出向いてしげしげと観察した。

やっと工夫がつき、これに適したシリコンカバーも選んで、なんとか満足のいく出来映《ば》えに仕上げた時は、さすがの臼井も疲れ果てた。ほとんどすべてが手作業である。ずいぶん時間がかかった。海外でもこれほどのものはつくられていないはずだと臼井は確信した。

この「リアルコスメチック義足」（口絵写真P8の3）は7人分を手がけた。これがあれば、あきらめていたおしゃれもできる。感謝の言葉が臼井の疲れを少し癒《いや》した。

そんな中で一番忘れられない例とすれば、これかもしれない。

だいぶ前のことだ。一人の女性が訪ねてきて臼井に相談をもちかけた。ためらいがちな、だが必死に訴えるような声音だった。

「どうでしょう。なんとか産まれるまではける義足ってできないでしょうか」

股関節離断《こかんせつりだん》の女性で、おなかに赤ちゃんがいた。股関節からの義足ではソケットが胴体を締めつける。子どもができて、だんだんおなかが大きくなると使えなくなる。といって、義足を取り外して松葉杖《まつばづえ》にすれば行動が著《いちじる》しく制限されてしまうのだ。荷物も持てない。買い物もできない。家事もできない。

「夫や周りの人の世話にならなきゃいけない。でもこれ以上迷惑をかけたくないんです。なんとかならないでしょうか」

女性は涙ぐんでいた。切実な相談なのである。こんなことを打ち明けるのは恥ずかしくてたまらないのだとも彼女はもらした。

「なるほど、そうだったんですか。それならすぐ考えましょう」

そういうことだったかと、臼井は目を開かれる思いだった。ベテランの義肢装具士たちもそこには気づかなかった。さほど難しい要望ではない。が、その陰に深刻な悩みが隠れていたのである。

おなかに当たるところに柔らかい素材を配して、大きくなるのに合わせて調節できるようにした。その女性は出産まで義足を使い続けた。彼女の手放しの喜びようを臼井はいまでも覚えている。

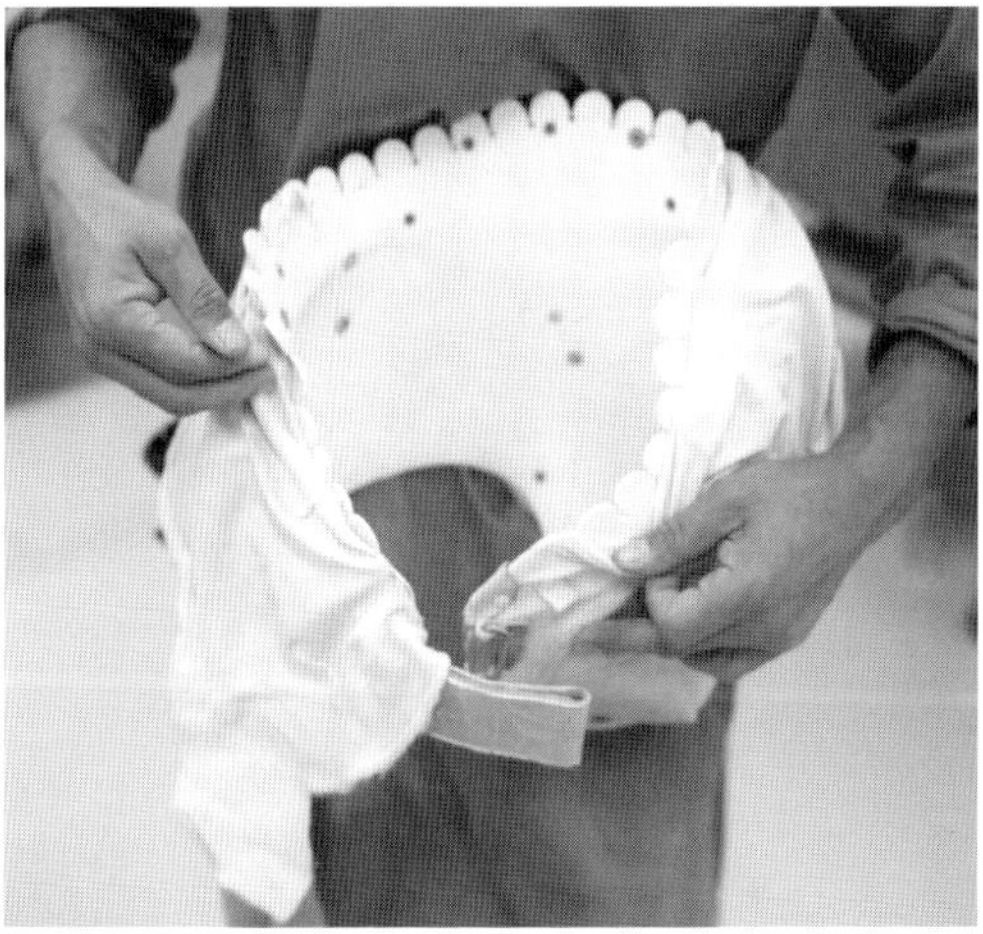

マタニティ・ソケット

「マタニティ・ソケット」

臼井はそう命名して義肢装具学会で発表した。以来、何人もの女性がこれを利用している。自分の工夫しだい、頑張りしだいで利用者がこんなにも喜んでくれるのだ。義肢装具士であることの喜びを臼井はかみしめた。こういうやりがいを味わうと、いくら忙しくても仕事を減らす気にはならなかった。

そうして次々とやって来る利用者の応対をしているうちに夕方となる。正規の勤務時間が終わる5時半を過ぎると、また黙々と義肢製作に取り組んだ。勤務時間中は来院者の対応に追われて、その時間がとれない。患者の来訪がない夜と早朝が貴重な製作タイムだった。早朝出勤や居残り仕事が欠かせないゆえんである。

夜もだいたい8時ぐらいまでは仕事を続けた。勤め先を出て帰る道すがらも、

「やれやれ、これで一日が終わったぞ」

とひと息つく気分にはならなかった。あしたやるべきこと、次に待っている患者のことをどうしても考えてしまうのだ。

帰り道には時々パチンコ屋に寄った。勝っても負けても、それはどうでもいい。しばし何も考えずにボーッとしている無為《むい》の時間がどうしても必要だったのである。喧噪《けんそう》の中のひと時が彼にとっての精神安定剤だった。

やっと帰宅して遅い食事をすませると、そのままふとんにも入らずに眠り込んでしまうこ

とがよくあった。妻や一人息子は臼井の思いをちゃんと理解してくれてはいたが、それにしても家族とゆっくり話をするひまもないのはやはり寂《さび》しい。睡眠時間は平均して5時間。小柄ながら病気知らずではあっても、疲れは容赦なく心身に積み重なった。

勤務先に近い東中野の駅で倒れたことがあった。朝早く出勤し、夕方まで仕事をして帰ろうとしたのだが、駅でふっと気が遠くなったのである。車で迎えに来てもらって職場に戻り、歩けるようになるまで寝ていた。生きていくのに必要なエネルギーをぎりぎりまで使い切っていたというわけだ。

だが臼井は生活を変えようとは思わなかった。なんといっても義足づくりの仕事そのものが大好きだったからだ。

相談を受け、じっくりと考えて、使用者の使い心地がいいようにつくり上げていく。さまざまな工夫をこらす。使う側が嬉しければ自分も嬉しい。つくり手の頑張りが使う側の喜びや感激にそのまま結びついていく。

「趣味は?」と聞かれるたびに、臼井は少しばかり考えて首を横に振るのだった。

「うーん、ないなあ。ものを集めたりもしないし。そう、やはりこれだね。脚がからんできちゃいますね。義足の人たちが輝けるように後押しする。支援をする。それが趣味みたいになっちゃってますね」

「いまよりいいものにしていく。プラスアルファをつけ加えていく。この仕事には終点がないんだから」

義足づくりとはそういう仕事だと臼井は感じていた。立ち止まってはいられなかった。そしてヘルスエンジェルスがあった。走り始めれば必ず何かが始まる。新たな世界が目の前に開ける。その手助けをするのは大いなる喜びだった。何より嬉しいのは、チャレンジする人々の笑顔を見ることだった。

「走る人たちが笑っている顔、いいですね。どんな小さな大会でも、走り終えてメダルをもらった時の笑顔は同じです。みんな、いい顔してますよ」

ヘルスエンジェルスは、走る側だけでなく臼井にとっても人生の支えとなっていた。走り手の喜びがしばし疲れさえも忘れさせてくれた。

「義足ありき」の人生

そのヘルスエンジェルスにはさまざまな人々が集まるようになっていた。クラブの中核となっていく面々も加わってきていた。

大西瞳《おおにしひとみ》（口絵写真P5の4）がヘルスエンジェルスに出会ったのは2001年である。その1年ほど前に右脚をヒザ上から切断していた。そこにはたまたま重なってしまった不運があった。

アルバイトをしながら海外旅行を楽しんでいた元気いっぱいの23歳。風邪をこじらせたと思った症状が実は心筋炎《しんきんえん》だった。重い劇症型で、およそ1カ月も意識を失い、何度か危篤《きとく》に陥った。その治療で脚の付け根にカテーテルを入れたのが発端《ほったん》で血行不良となり、壊死《えし》した脚の切断を余儀なくされたのである。

「最初に目が覚めた時は、自分の状況がよくわからなかった。風邪で入院したはずなのに、どうなっちゃったんだろうって。だんだんわかってきて、それからすべてがリアルになっていきました。この先、ほんとに暮らしていけるんだろうか、仕事ができるんだろうか、と」

心臓にペースメーカーを入れる手術も含めて、合わせて10カ月もの長期入院を終えた時、はつらつとした若さの輝きは消え失せていた。不安だけが目の前にあった。

しかし立ち直るのにそれほど時間はかからなかった。臼井二美男との出会いがきっかけである。

病み上がりは体型が変わりやすい。仮義足が合わなくなり、つくり直そうと思って、自宅に近い鉄道弘済会の東京身体障害者福祉センターに連絡をしたのが臼井との縁の始まりだった。センターに行くと、初対面の義肢装具士は鮮やかな手並みで合わなかった仮義足をとりあえず使えるようにしてくれた。

〈ああ、この人は頼りになる。きっといろいろ助けてくれる〉

初対面で生まれた信頼感は、本義足をつくり、リハビリも重ねる中で深まった。臼井は義足の調整をするだけでなく、本来の担当ではないリハビリの場にもやって来て、熱心に歩き方を教えてくれたのだ。

しばらくは体力にまったく自信を持てなかった。148センチの小柄な体。義足にも慣れていない。少し歩けばもう息が切れた。が、臼井が紹介してくれた障害者の職業訓練校に通い始めると、毎日が活気あるものとなった。地下鉄とバスを乗り継いで職業訓練校に通学していると、体の力がよみがえってくるのが実感できた。いきなり奪い去られた、ごく当たり前の日常生活というものを、彼女は再び取り戻したのである。

とはいえ、義足で暮らすというのはそう簡単ではない。たとえば歩いていて愕然《がくぜん》とすることがあった。

〈あ、ここ平らじゃない。斜めになってる〉

平らに見えても路面の左右に傾斜がついている場合がある。義足側が高くなっていると、たとえ目に見えないほどわずかでも、途端に歩きにくくなるのだ。それに気づくと歩き続けるのが怖くなった。

広い交差点やエスカレーターも恐怖だった。エスカレーターに乗ろうとしても、どのタイミングで足を踏み出していいのかわからない。少しスピードが速いように見えればなおさらだ。

〈どっちの足から行けばいいんだろう。義足か、健足《けんそく》か……〉

「よし、よし、よしっ、いまだっ」

タイミングを何度も何度もはかってようやくステップに乗った。こんなことがいつまで続くのだろうと彼女はため息をついた。

車いすの同級生と一緒《いっしょ》にいると、街はバリアフリーどころかバリアだらけであるのがよくわかった。エスカレーターのない駅。途中までエレベーターがあってもその後は階段だけになる建物。いきなりなくなってしまう手すり。それがこの社会の実態であるのを彼女は否応なく悟《さと》った。

それでも不安は少しずつ消えていった。義足の生活に馴染《なじ》むのが早かったのは、生まれついての明るさがあったからだろう。はずむような若さ、屈託《くったく》のない笑みが表情に戻ってきた。

「見に行ってみないか」

と臼井がヘルスエンジェルスの練習会に誘ったのは、元気を取り戻したのを見てとったからだ。体力さえ戻ればこの女性はかなり走れるだろうと彼は見抜いていた。

本人はといえば、走ることなど頭にはなかった。

〈まさか、自分が走れるなんて、そんなことがあるわけない。歩くのだってこんなに大変な

のに……〉

最初に義足をつくった時に一度だけ、担当だった義肢装具士に聞いてみたことがあった。走れる義足やヒザ継手があるのは知っていたのである。

「私、走れるようになれますか」

「まあ、あなたの運動神経しだいだね」

あまり熱のない答えで走る気は失せた。それ以上のことを調べるつもりもなくなった。だが、臼井の車で王子《おうじ》へ見学に行ってみて考えが変わった。なにより印象的だったのは、股関節から脚を失った女性が力強く走っていたことだった。

大腿義足で走るのは難しい。だが股関節からの義足で走るのはなおさら難しい。その女性は、ぎこちない動きながらも意欲をみなぎらせて走っていた。歩き方も上手だった。大西瞳は驚き、衝撃を受け、やる気をわき立たせた。

〈いけるかもしれない。私にだってできるかもしれない〉

脚の付け根からすべてが義足であっても、こんなに頑張って走っている。それなら断端《だんたん》部分が残っている自分ができないわけがない。股関節離断ランナーの奮闘《ふんとう》は強烈な刺激となった。もう走らずにはいられなかった。

早歩きから始めて小走りに進んだ。簡単ではなかった。やはり義足側に体重がかけられなかったのだ。脚を切断して以来、一歩たりとも走ったことなどない。元気になったとはいえ、バスに乗り遅れそうになろうが、交差点を渡っている最中に信号が赤になろうが、走ろうという気にはならなかった。走るのは不可能であり危険であるという意識が彼女の体を縛っていたのである。

臼井は根気強く教えた。

「大丈夫だ、必ずちゃんと走れるようになるから」

と励ました。義足を知り尽くしている人物の言葉には十分な説得力があった。

2回、3回と練習に通ううちに、少しずつ小走りの形ができてきた。と、彼女は感じた。いま確かに浮いた。両足が宙に浮いた瞬間があった。

「あっ、浮いた。足浮いた」

「浮いたよね、いま足浮いたよねっ」

思わず彼女は叫んだ。一瞬、両足がそろって地面を離れるのを確かに感じとったのである。脚を切断しておよそ1年半。走るという行為を取り戻した瞬間だった。

それは思っていたよりずっと大きな喜びだった。切断者が味わう喪失感《そうしつかん》は、周囲の者には到底思い及ばないほど深い。一方、わずかなりともそれを取り戻す喜びもまた、計り知れないほど大きいのである。

走り始めると長く歩くのも平気になった。職業訓練校を出た後は、公務員試験を突破して目黒区役所に就職した。思うように動けるようになったからこその就職だった。走りへの挑戦は世界を着実に広げていた。

しばらく持っていた杖も使うのをやめた。不安でなかなか手放せなかったのだが、臼井のひと言で決断した。

「瞳ちゃん、それくらい歩けて走れるんなら、もう杖なんかいらないよ。ヘルスエンジェルスに来る時くらい、持ってくるのをやめてみようよ」

それはそうだと彼女は思った。自分は走る練習だって始めているのだ。杖なんかいらない。手放してみると、また一つ世界が広がったような気がした。

走り始めたころは、試合など考えもしなかった。が、彼女は少しずつレースに出るようになった。最初に走ったのは、東京都障害者総合スポーツセンターが初心者を主な対象として開いている「はばたき大会」だった。

60メートルのレースである。練習会の場所でもある王子のトラック。ところが、いざスタートしてみると60メートル先のゴールはひどく遠かった。一気には走りきれず、途中で息を入れる始末だった。

〈走るって、なんて疲れるんだろう。60メートルでもこんなに疲れるんだから、とても100メートルなんて走れるわけがない……〉

滑《なめ》らかに、きれいに走る。そんな理想の走りは果てしなく遠いように思えた。切断した脚に残った筋肉は落ちている。他の部分も似たようなものだ。だからしっかりと踏ん張れない。

ぐっと踏みこたえようとしても力が抜けてしまう。すると、どうしても伸び上がるような動作が出てくるのである。上下の動きが多くなって、前への推進力《すいしんりょく》が増していかない。体が反《そ》って前傾姿勢《ぜんけいしせい》がとれない。大腿義足で走ろうとすると、誰もが一度はその壁に突き当たった。

だが仕事や通勤で体を動かす暮らしを続けていると、しだいに筋肉がつき始めた。義足側でも踏ん張れるようになると、がぜん走る楽しさが増した。

大腿義足で走る場合は、人工のヒザがガくりと折れる恐怖があって、なかなか義足側に体重をかけられないものなのだが、彼女はあまり怖さを感じなかった。新たな世界に入っていく楽しさの方が恐怖よりずっと大きかったのである。

〈少々転んだっていい。けがなんかしたってかまわない〉

と彼女は思っていた。そう割り切るとかえって転ばない。思い切りよく体重をかければヒザ折れは起きないのだ。たまに転倒しても、彼女はくるりと受け身をとって、なにごともなかったようにまた走り始めるのだった。

板バネ義足を使い始めると面白さは倍増した。他の選手が使っていたお下がりで、だいぶ痛んではいたが、それでも驚くほどの反発力《はんぱつりょく》があった。

〈すごい、すごい。ビョーン、ビョーンと跳《は》ねてる。走るんじゃなくて飛んでるみたいだ〉

彼女はそのバネの力がすぐさま気に入った。まるで魔法のように体を軽々と運んでくれるのだ。

板バネを得てからは大会にも積極的に出た。関東近辺ならヘルスエンジェルスの仲間がいるが、大阪や九州で開かれる大会ではほとんど一人きりだった。大会に出て走ろうという大腿切断の女性選手はほとんどいなかったのだ。だが気にしなかった。伸びていくタイムがなによりの励みとなった。

最初に100メートルを走った時はやっと30秒を切る程度のタイムだった。練習は月に一回の例会だけ。それでもフォームが滑らかになるにつれてタイムは急速に縮まった。そのころ出たのが22秒22という記録である。2005年夏のことだ。

「すごーい、ゾロ目だ」

と本人はまず数字の偶然に驚いたが、あらためて振り返ってみるとタイムの伸び幅はかなりのものとなっていた。これは、その7年前に出ていたT42女子の日本記録を0秒93も破るタイムだったのである。こうして日本記録保持者になると、思いもしなかった欲が出てきた。

〈もっと速く走ってみたい。もっと上に行きたい〉

いつの間にかそんなことを思うようになったのに気づいて、大西瞳は自分ながら驚いた。走るという行為は、知らず知らずのうちに人の心をかき立てる魔力を持っていたのである。

彼女はいろいろな面で自分が変わってきたのを感じた。以前は義足を隠そうとしていた。しかし走るとなればそんなことは言っていられない。すべてをさらけ出さねばならない。そうしているうちに隠す気などなくなった。自分がどんどん明るく、前向きになっていくのを彼女は実感した。

目黒区役所では人事課、障害福祉課、戸籍住民課といくつもの職場を経験した。最初は感じていた周囲の配慮も、キャリアを積むにつれて消えた。

「その後はいっさい誰も配慮なんかしてくれなくなっちゃった」

というのは、それだけ活動的に仕事をこなし、周囲も義足のことを忘れてしまうほどになったからだ。

車の免許も取った。アクセルを左に改造すれば、運転にはなんの支障もない。自転車は持っていないが、仕事で外に出る必要があれば原付バイクで飛び出していく。街を歩いていると、もう何も怖くない自分に気づいた。

〈どこに行くんだって平気だ。あのころと全然違う……〉

傾斜があろうがエスカレーターだろうが、いちいち気にしないのが当たり前になったのである。彼女はふだんの暮らしで何か不便があるだろうかと考えてみた。思い当たるのは、階段を一段ずつしか上れないということだけだった。

〈私って、ほんとに義足ありきの生活になってる。義足になったから陸上やってるし、公務員になったのもそうかもしれない。いま自分の脚が生えてきたら、いったいどうなっちゃうんだろう〉

そんなふうにさえ思うようになった。不運と試練を大西瞳はその小柄な体で遠くへ押しやったのである。

ヘルスエンジェルスの仲間と練習するのを彼女は心から楽しんだ。仲間がいるのがどれほど素晴らしいことなのかが、練習会に参加するたびにわかった。それこそがヘルスエンジェルスというクラブの存在意義なのだろう。

〈自分もあの人みたいになってみたい〉

と彼女は思った。最初に見学した日の感激を忘れたことはない。股離断の女性が走っている姿に励まされて、やってみようと決意したのである。自分も人に勇気を与えるようになりたい。後に続く者を励まし、勇気づけるランナーになってみたい。

思いもしなかった世界へと誘ったのはその思いだった。彼女はアスリートになってみようかと思い立ったのだ。

板バネで未知の領域へ

ヘルスエンジェルスの輪は少しずつ広がっていた。クラブの活動に欠かせない人材となる二人が加わったのも、このころのことだった。

水谷憲勝《みずたにのりかつ》（口絵写真P４）は29歳の時にバイク事故で右脚をヒザ下から切断した。ヘルスエンジェルスにやって来たのは大西瞳の少し後だ。やはり義足が合わず、つくり直すために東中野の弘済会を訪れてクラブを知ったのである。

脚を切ったばかりのころは病院のベッドで後悔するばかりだった。喪失感がたとえようもなく大きかったのは彼の場合も変わらなかった。

〈ああ、今度目が覚めた時には自分の脚が戻ってきていてほしい……〉

思ってもかなうわけがない。それでも思わずにはいられない。入院は半年以上も続いた。義足をつけても最初はうまく歩けなかった。かかとから入ってつま先へと抜けていく、ごく当たり前の動きが、頭ではわかっていても義足ではできない。失望は大きかった。

〈一生、こんな感じでしか歩けないのか。情けないなあ〉

気分は沈む一方だった。だが、それではいつまでたっても前に進めない。もう妻子がいた。

子どもができたとわかったのは事故の当日である。家族のためにも、なんとか元気を取り戻したいと思っていた時に出会ったのがヘルスエンジェルスだった。

幸い、弘済会で新しくつくった義足は脚にぴたりと合っていた。断端に傷もできないし、痛みもない。

〈これならけっこうやれそうだ〉

と思いながら、水谷は王子のグラウンドに出かけていった。

最初の練習会は寒い時期だった。グラウンドには臼井と大西瞳しかいなかった。たった3人の日もあったのだ。

歩くことから始めた。早歩きから小走り。力の入れ具合が難しい。以前は何気なくやっていた動作を一からつくり直さねばならない。ただ義足の調子は上々で、心おきなく体重をかけられるのが嬉しかった。自宅でも練習を重ねて、水谷は月に一度の練習会に出かけた。

3回目で走りに挑戦してみた。ふだん使っている義足だ。走るとどれほど沈んで、どれほどの反発があるのか。まったく見通しがつかない。

心配はいらなかった。ほとんど難しさを感じないまま、交互に足を運ぶことができた。彼はあっけないほど簡単に走りを取り戻した。

〈そうか、ここまで自分は回復したんだ。慣れていけば以前のように動けるのかもしれないぞ〉

喜びがじわりと心にしみた。元の体に少し近づいたという実感があった。

学生時代には柔道で二段をとったスポーツマンだったが、義足を使い始めたころには、ここまで到達できる自信はなかった。彼もまた、「これでもう二度と走ることなんかない」と思い込んでいたのである。それだけに、再び走れるようになった喜びの味は格別だった。

当時はまだ勤務先を休職している時期だった。水谷は毎日ジムに通って筋力を鍛えた。体を動かしていると、脚を失った悲しみを忘れられたのである。

板バネ義足を使い始めると、また新たな世界が目の前に広がった。中古ではあったが、やはり最初はその反発の強さに驚いた。日常用とは別次元なのだ。

〈怖いくらいだ。体に負担がかかりそうだな。これに自分の体がついていけるんだろうか〉

とはいえパワーは確かにすごい。使いこなせば結果もすごいに違いない。そんな期待がわいてくる迫力が黒い板バネにはあった。

初めて試合で100メートルを走った時は、日常用の義足で16秒ほどかかった。板バネを使うようになるとそれが一気に伸びた。最初は反発に振り回されたが、ジムで培《つちか》った筋力でちゃんと制御できるようになると、なんとも快い加速感が味わえるようになった。

関東大会では100メートルを14秒フラットで走った。手ごたえ十分の走り。板バネを使いこなせてきた実感が一番の収穫だった。

〈もっと速くなりたい。もっと上に行ってみたい〉

という願いを水谷も抱いた。板バネという異形《いぎょう》の道具には、使う者の心を強く刺激する力が備わっているのである。

100メートルのタイムは13秒台に入った。40万円ほど出して、さらに性能のいい競技専用の板バネも買った。高価だが、それは未知の世界へと導いてくれる強力無比《きょうりょくむひ》の武器なのだ。出費を惜しいとは思わなかった。

タイムは13秒36まで伸びた。T44では日本のトップに迫る記録である。手動計時では12秒台も出した。

そのころには会社に復帰していた。仕事も家庭も持っている中での好記録には数字以上の価値があった。毎日が充実していると水谷は感じた。走ることは生活そのもの、人生そのものをも活気づけていたのである。

「走り始めるとすべてが変わっていく」――これはヘルスエンジェルスのメンバーが口々に語る言葉だ。水谷もそれを強く感じていた。

まとめ役、後輩のために

ヘルスエンジェルスの会員が増えてくると選手会が結成された。メンバー同士、顔と名前が一致しないほどになり、名簿づくりやまとめ役の存在が不可欠となったのだ。初代会長には水谷が就任した。

30代半ばになり、仕事や子育てが忙しくなると、水谷はしだいに競技の最前線から離れた。しかしヘルスエンジェルスにとって、なくてはならない人材であるのは変わらなかった。まとめ役としての働きが大きかったのである。

「そういうのも大事だと思っているんですよ。たとえば初めての人が来た時、続けて参加してもらうには、こちらからコミュニケーションをとって、次もお待ちしてますよというふうにしなきゃいけない。来なくなった人にはメールしたりするのも必要です。クラブが大きくなるのはいいんですけど、そうなると行き届かない部分も出てくるので、フォローがすごく大事なんですね」

水谷は自ら宴会部長を名乗った。年に二回、暑気払《しょきばら》いと忘年会を催してメンバーの親睦《しんぼく》をはかるのだ。練習会には若者から中高年までが集まっていた。さまざまな年代が交流し、理解し合うには飲み会で遠慮なく語り合うのがいい。宴会部長の手腕《しゅわん》はクラブの結束や発展に直結するのである。

あまり大会に出なくなってからも、月に一度の練習会は休まなかった。自分も少しは走るが、初心者にアドバイスをし、初めての参加者にはこまめに声をかける方を優先した。

〈もしこのクラブがなくなったら、義足で走ろうという人がいなくなってしまうかもしれない。だから継続が一番大事なんだ〉

そのためにまとめ役の存在が役に立つなら頑張りがいがあるというものではないかと、選手会長は王子に通うたびに思っていた。

48歳の自己ベスト

もう一人の人物は中年になってから走ろうと思い立った。2004年に46歳から走り始めたのは松坂雅美《まつざかまさみ》（口絵写真P2）である。

小学校1年で事故に遭《あ》って右脚をヒザ上から切断した松坂は、いわば義足使いの大ベテランと言ってよかった。調理師をしながら登山と自転車の趣味を持ち、北アルプスの険《けわ》しい岩尾根を単独行で踏破《とうは》すれば、自転車でロングツーリングにも出かけるという万能ぶりだった。10代から20代初めには抜群の運動能力を買われて陸上競技もやり、立ち幅跳びや砲丸投げ、走り高跳びをこなした。障害者スポーツのアジア大会だったフェスピックにも出場を果たし、立ち幅跳びと走り高跳びでみごとに優勝を飾っている。

「ほとんどのことができてましたからね。人のことをあまり違う目では見ていなかったんですよ」

というのが若いころを振り返っての回想である。違う目で見なかったとはつまり、障害者としての意識がほとんどなく、ことさら健常者《けんじょうしゃ》との違いを考えなかったという意味だ。

ただし、この万能選手も走ろうとだけは考えなかった。若いころは走れる義足やヒザ継手はまだ登場していなかったし、何度か出た障害者陸上の大会でも切断者向けのトラック競技は設けられていなかった。

「義足で走れないのは当たり前だと思っていましたね。走れないものは走れない。そう思ってました。走るということ自体が頭になかったんですよ」

その松坂が走り始めたのは、義足を新調するのに弘済会を訪ねたのがきっかけだった。そこに臼井二美男がいて言葉をかわした。ヒザ継手を選ぶ段になって臼井が言った。

「それ、走れるヒザ継手なんですよ」

「ああ、そうなんですか」

走る動作にも対応できる油圧のヒザ継手である。言われた松坂はただ受け流した。しかし抜群の運動能力を持っていそうな人物を臼井は見逃さなかった。しばらくして臼井は松坂に持ちかけた。

「実はヘルスエンジェルスというクラブをやっているんですよ。松坂さんならきっと走れます。もしよかったら見学に来ませんか」

体を動かすのは嫌いではない。走ろうなどとは考えなかったが、一度見てみるのもいいだろう。ところが、軽い気持ちで出かけた王子のスポーツセンター見学が、意外にも心を動かすこととなった。

まず施設に驚いた。立派なトラックやトレーニングルームが備わっている。障害者スポーツセンターは小規模なものだと思っていたのだが、それどころではない充実ぶりだったのだ。これならいろいろなトレーニングができる。スポーツ好きの血が騒いだ。

その日は雨で、トラックでの練習会は中止になった。が、トレーニングルームのランニングマシンで下腿切断のメンバーが走っているのを見て、松坂はまたしても驚いた。

〈これはすごい。義足でこんなにきれいに走れるのか。これはちょっとしたもんだぞ〉

松坂はヘルスエンジェルスに加わった。根っからのスポーツマンらしく、あえて基礎から始めた。まずトレーニングルームに通って体を鍛えたのである。実際に走り始めたのは3カ月ほど後だった。

準備を整えて臨《のぞ》んだ松坂だったが、最初はとまどった。義足の側を高く踏み出せない。地面をこすって前のめりに倒れてしまう。高く跳び上がろうと意識してもうまくいかない。大腿義足で走るのが、どんなに運動神経がすぐれていても簡単でないのは、この例でもわかる。

しかし走るコツを覚えるのは早かった。スポーツセンターの職員に教えてもらうと、すぐに呼吸をのみこんだ。

「脚で走ろうとしちゃいけない。腰で走るんだ。腰を前に突き出すようにすればいい」

そのアドバイスで感覚をつかんだ。1時間もしないで走れるようになった。登山と自転車で鍛えたバランスも役立ったようだ。

〈こりゃ面白い。もっと走れるようになれるかもしれないぞ〉

ふだん使っている義足でもこれだけ走れる。そこに可能性を感じた。もともと大のスポーツ好きである。やる気に火がつくと、あとは早かった。

〈よし、本格的にやってみよう〉

松坂は決めた。ここでまた一人、走りの魅力にとりつかれたというわけだ。

仕事の合間をみて、週に3回ほど王子のスポーツセンターに通った。トラックで走り、トレーニングルームでは筋力を鍛えた。走る時に義足側に体重をかけるのは誰でも怖いものだが、松坂はすっぱりと割り切っていた。

〈思い切り体重をかければヒザ折れはしないんだ。もし折れたって、たいしたけがはしないだろう。多少のけがなんか気にしなくていいさ〉

登山では少々危険な場所の方が面白いという剛の者である。山でけがをしたり、義足の補装具が壊《こわ》れるという大ピンチに遭《あ》ったりしても臨機応変《りんきおうへん》の処置で切り抜けてきた。度胸のよさが生来の運動センスを後押しして、その走りは急速に上達した。

半年くらいして臼井が板バネを貸してくれた。一つ空いたのである。松坂はすぐに反発を制御するコツをつかみ、使いこなすようになった。彼の場合、なにより快適に思えたのはヒザや腰への負担を感じないところだった。

〈ふだん使っているものだと、走る衝撃がそのままダイレクトに伝わってくる。ヒザや腰にドーンと来る。でも板バネはそうじゃない。バネがあって沈み込むから負担がすごく軽いんだ〉

走るスピードは増した。最初にふだん使いの義足で１００メートルを走った時は20秒ほどのタイムだったが、練習を積み、板バネを使い始めると、それが一気に速くなった。たちまち2秒も縮めたのである。

自己ベストは48歳で出した。16秒99は日本のT42クラスではかなり上位にランクされる記録だった。松坂雅美は40代の半ばから始めた走りで、義足のランナーが持つ可能性をあらためて見せつけたのだ。

得たものは記録だけではない。練習を重ねて走れるようになったある日、松坂はふと気づいた。

〈風だ。体が風を感じている。風の音が違っている〉

他の選手たちと同じく、彼も風の快感に気づく段階に到達したのである。板バネで加速していくと、顔に当たる風の勢いがいつもとは違っていた。耳元を通り過ぎていく音も違っていた。忘れていた感触、忘れていた音。松坂はからだ全体で風を味わった。それは実に気分のいいものだった。

〈いい経験ができた。なにか一つ財産を手に入れたような気がする〉

と松坂は感じた。幼くして脚を失った人生に貴重な財産が戻ってきたというわけだ。するとヘルスエンジェルスを見る目もおのずと変わってきた。

なんでも義足でできてしまうこともあって、以前は障害者の活動やグループにあまり関心を持たなかった。距離を置いていたと言ってもいい。が、ヘルスエンジェルスの輪の中で走る喜びを感じているうちに考えが変わった。こうした活動を通して、脚を失った者たちが積極的に世の中へと出ていくことがいかに大事かを、あらためて悟ったのである。

「いまの子は義足を気にしないで街の中を歩いている。そういうのを見るとすごくホッとしますね」

と松坂が言うのは、義足を使う人々を取り巻く環境がしだいに変わりつつあるのを肌で感じたからだろう。

練習会では後輩たちを見守り、さりげなく面倒をみるようになった。穏《おだ》やかな口調で丁寧にアドバイスをする内容には練達《れんたつ》の走り手ならではの説得力があり、皆が松坂を頼りにするようになった。大腿義足の選手は松坂が、下腿義足は水谷がそれぞれまとめるという役割分担がいつの間にかできた。二人が欠かせない人物であるゆえんだ。

走り始めた当時は、二人とも金子順治の姿を見ては頑張ろうと思ったものだった。しばらくすると、今度は後輩たちが同じような視線を水谷憲勝と松坂雅美の背中にそそぐようになっていた。

背中をそっと押す風に

ヘルスエンジェルスはしだいに人数を増やしていた。少しずつ増えていくのは、もっぱら口コミによるものだった。

〈無理はいけない。長続きさせるのが第一だ〉

というのが臼井二美男の考えだった。大腿義足であれ下腿義足であれ、一歩踏み出しさえすればほとんどの人が走れるようになるのは間違いない。が、一人一人の患者にはおのおの事情がある。恐怖もあるし、義足を壊しはしないかという不安もある。無理に勧めても続きはしない。大事なのは、そこに来れば仲間がいて、その気になれば走る機会があるということなのだ。月に1度の練習会を地道に開いていくのが一番なのである。

〈走ってみたいと思い立った初心者を大事にする。それが基本なんだ〉

初心を忘れまいとは常々思うことだった。パラリンピックに出るほどの選手も現れたが、この活動を始めたのは競技者育成のためではない。義足を使いこなすのが難しいヒザ上切断の人々に、それでも走れるのを知ってもらおうと始めたのである。競技者の面倒もみるが、不安を感じながらも走る気を奮《ふる》い起こした初心者を何より大事にしたいというのが臼井の信念だった。

障害者の中にいるただ一人の健常者。しかし臼井は違和感なく集まりに溶け込んでいた。脚の切断という重い障害にも過剰に気を使うことなく、いっさいの遠慮なしに参加者に接するのが臼井流だった。

参加者が転んでもすぐには助けに行かなかった。転んで擦り傷をつくったり、少々血が出たりするぐらいは当たり前だと思っていたからだ。

「ふだんの生活で転ぶということはあまりないですよね。ここに来れば転ぶ喜びも体験できるんですよ、転んで痛い喜びもセットでありますよ、というくらいのつもりでやってます。転んで起き上がる練習だってやってますから」

患者がけがをすれば責任問題にもなりかねないが、彼は長年の経験から、どこまでならやってもいいかの見極めができるようになっていた。転ぶかもしれないが、ともかく一歩踏み出してもらわなければ何も始まらないのである。

練習会にやって来る人々はみな同じだと臼井二美男は感じていた。最初からスポーツに意欲を燃やして参加する者もいるが、大半はどこかに悩みを抱えていた。自分から積極的に参加を申し込んでくる人々でさえ、元気に見えてもどこかに屈託を抱え込んでいるのがはっきりと見てとれた。

〈ストレスを抱えている。なにかトラウマを持っているようだ〉

鬱《うつ》状態になっている場合もあった。脚を失うとはそういうことなのだ。治療を終え、義足をつけて仕事や学校に復帰しても、どこかに必ず深い傷跡が残っている。表は元に戻ったように見えても、内面は癒《い》えていない。それを吹っ切りたくて走ろうと思い立つのではないかと臼井はみていた。そして、走ることには必ず傷を癒す効果があるという確信が彼にはあった。

「自分の中で障害を解消できていない人、けっこういます。そのへんをほぐしてやる。みんな同じように考えているんだ、あなただけじゃないんだよ、と。自分の中に、自分で結んでしまった結び目とか固まり、しこりみたいなのをいっぱいつくって抱え込んでいる人が多いですね。そういうのをほぐしてやる。それがチームのいいところなんですよ」

「冗談言えるぐらいでなきゃダメだよ」

と臼井は参加者に言うのだった。

「近所の子どもに聞かれたら、海で泳いでいてサメに食われちゃったんだ、とか、サイボーグだからボタンを押すと出てくるんだよ、とかね。それくらい言えるようにならなくちゃ」

他の人間が言えば角《かど》が立つようなことでも、臼井なら抵抗なく受け入れられた。彼が誰よりも義足利用者の事情をわきまえていて、誰よりも自分たちに尽くしてくれるのを参加者はよく知っていたのである。

「体と時間はいくらでも使う。けっして手間を惜しまない」――それがモットーだった。たまの休みをつぶしても、家で過ごす時間を削っても、ヘルスエンジェルスのランナーたちの面倒をみる。いっさい骨惜《ほねお》しみをせず、体を動かして支えていく。その姿勢だけは崩《くず》すまいと臼井は思っていた。

たとえば手間のかかる作業の一つに大会の出場申し込みがある。多い時は20人、30人の申込書を書かねばならない。臼井はそのたびに何時間もかけて黙々と書いた。それもクラブにとっては欠かせない仕事だ。時間がかかるからと、誰かに任せるつもりはなかった。練習会で休む間もなく懇切丁寧《こんせつていねい》に全員の面倒をみるのも同じことだった。

「でも、恩着せがましく、やってあげた、みたいに思ってちゃダメ。それじゃ自己満足にしかならない。こちらはヒントを出したり誘導もするけど、（メンバーが）自分の決断で一つ一つやっていったように思わせないと、ほんとの力にはならないんです。自然にその人が動き出す、みたいな感じにしないとね」

そこで臼井はいつも飄々《ひょうひょう》とした態度を変えなかった。大声を張り上げもせず、ことさら自分を目立たそうともせず、だがいっさい手を抜かずに縁の下の力持ちに徹していた。

「できれば風みたいに、いるのかいないのかわからないような存在に」

と彼は考えた。ふと気づくと選手たちの背中をそっと押している風である。

そんな姿勢を参加者はいつも見ていた。彼らは、この主宰者の淡々とした物腰の奥に熱いものがたぎっているのをよく知っていた。信頼関係が生まれないはずはない。

とはいえ、当の本人はといえば、それほど苦しいとも、無理をして骨身《ほねみ》を削っているのだとも思わなかった。やる気のある人々に走る場を提供し、練習をサポートする。自分のできることならいくらでも手を貸す。そうしているうちに年月が過ぎ、参加者も増えたのだ。「自然体でやればいい」と自分に言い聞かせる必要さえないほど、この人物はいつも自然体だった。

参加者やスタッフの信頼が厚いのはそのためでもあった。すべて無償《むしょう》のボランティア活動だし、この活動を通じて名を売ろうという気もない。ヘルスエンジェルスの活動が少しずつ紹介され始めると、臼井二美男の名も一部では知られるようになったが、

「臼井さんは有名人だからね」

などというやっかみ半分の反応があっても恬淡《てんたん》としていたのは、もともと本人にそんな気がまったくなかったからである。

自分も当事者のつもりで

臼井を手伝うスタッフも出てきた。後輩の義肢装具士や若い理学療法士《りがくりょうほうし》が練習会を手伝い始めた。それまでは何から何まで一人でやっていたのだ。

「人のためにやるんだと思わなくていい。自分の勉強のためにやるつもりでいいんだよ」

と臼井は若い助っ人に言ってきかせた。ここに身を置くだけでも学べることがある。来てくれれば必ず何かの役には立つ。支える者は一人でも多い方がいい。

競技志向であれ、ただ走ってみたいという初心者であれ、臼井は分け隔《へだ》てなく丁寧に面倒をみた。義足づくりの職人として持っている技術を役立てているだけなのだと、この小柄な義肢装具士は思っていた。

〈走る人たち一人一人が主人公だ〉

というのが臼井の考えだった。サポートしてくれる人々も同じく主人公となってほしい。ただ一人、この活動を思い立ち、ほとんど独力で運営してきた自分自身だけは目立とうとしなかった。

ヘルスエンジェルスでの臼井の仕事は、義足の調整や走る手助け、事務作業にとどまらなかった。競技を志し、腰をすえて練習をするのなら、日常の生活を安定させる必要がある。そのための面倒もみなくてはならない。

〈継続してスポーツをやるなら、生活の基盤がしっかりしていなくちゃいけない。学校や仕事や家庭が安定していなきゃ続かないものなんだ〉

臼井は就職の斡旋《あっせん》や職業訓練校の紹介も手がけた。基盤整備である。しかしうまくいく例ばかりではなかった。訓練校を紹介したのに、すぐ教官とけんかしてやめてしまった若者もいた。

〈障害とともに生きていくには、ずいぶんたくさんのものを必要とするんだな〉

と臼井はあらためて思うのだった。学校や仕事への復帰。家庭を維持していく努力。病気の再発との戦い。多くの困難な要素をコントロールし続けなければ生きていけないのが障害者なのだ。そのうえスポーツをやるとなれば、なおさら課題は増える。

彼らをサポートするには、自分自身が当事者のつもりでなければならないのだと臼井は感じた。本来の仕事は相変わらず多忙をきわめている。その他の時間はすべてヘルスエンジェルスのために使う。だが仕事を減らしたり活動をやめたりする気はまったくなかった。自分自身を当事者と思えば、ひるんでなどいられないというわけだ。

草分けとして未踏《みとう》の道を切り開いてきた臼井二美男への評価は年々高まっていた。彼が義足の面倒をみてきた人々からは、陸上だけでなく、自転車やボートなどのパラリンピアンも次々と出た。厚生労働省の助成による国産スポーツ義足の開発事業にも中心的存在として参画した。日本における義足スポーツの発展は、この人物抜きには成り立ってこなかったと言い切っていい。のちに天皇、皇后両陛下が鉄道弘済会の義肢製作の現場を訪問された時に名誉ある説明役を務めたのも、その実績が高く評価されていたからだろう。

鉄道弘済会に勤めるようになって30年近く。東京身体障害者福祉センターは「義肢装具サポートセンター」と名前を変え、東中野の古びた建物から南千住の新築ビルへと移った。両陛下の訪問先として選ばれたことからもわかるように、そこは名実ともに日本の義肢装具製作の最先端に立つ場所である。ただ、臼井の生活はちっとも変わらなかった。石膏にまみれて義肢づくりにいそしむ日々はそのまま続いていた。

名声や評判はいっさい気にしなかった。テレビや新聞で取り上げられる機会が増えても、偉ぶりもせず、成果を誇ろうともせず、自分のやり方をいっさい変えなかった。それは持って生まれた性格でもあったようだ。若いころ、大学を中退してテキ屋の手伝いまでやった自《じ》由《ゆう》奔《ほん》放《ぽう》な血。それは生き続けていて、よけいなことは考えずにやりたいことをやり通そうとする人生を紡いでいた。

第8章 さらなる高みへ

世界へはばたくアスリート

迷い、悩んだ時期

アスリートの道を志した者たちはまっしぐらに走り続けていた。健常者《けんじょうしゃ》も障害者もない、オリンピックもパラリンピックもないというのが彼らの意識だったに違いない。どの世界であれ競技者はみな同じなのだ。いったんその深さを知ってしまえば、後はもう先へ先へと進まずにはいられないのである。

２０００年のシドニーで初のパラリンピックを経験した鈴木徹《すずきとおる》は、本格的な競技者としての道のりを意欲に満ちた足どりで進み始めていた。

〈シドニーはほんとに素人の段階で行っただけだった。まだまだいくらでも可能性はあるはずだ〉

次のアテネまでは4年ある。その間にできる限りのことをやってみようと鈴木は決心していた。シドニーでのＦ44男子の走り高跳びの優勝記録は1メートル93である。自分との差は大きいが、届かない数字とは思えない。追いつくのは可能だと鈴木は判断した。

大学では運動力学も勉強することにした。そうすればフォームの分析もより具体的になる。一方、陸上部では女子選手に注目した。男子選手とは差がある。女子の記録はおよそ２メートルだから、目指すところはほぼ同じだ。女子のトップジャンパーの動きと自分とを比較すれば参考となるに違いない。取り組むべき課題が次々と見えてきた。

とはいえ、そのほとんどは自分自身で考え、工夫しなければならなかった。義足《ぎそく》のことなら臼井二美男《うすいふみお》に相談できる。陸上競技全般なら陸上部の指導者に聞けばいい。しかしながら、義足で走り高跳びに挑むということについては、参考にできる前例や困った時に頼る参考書がなかったのである。

日本記録が残っていたのだから、それまでにも義足で高跳びをやった例はあったのだろう。が、資料は見つからなかったし、競技会でも他の選手は見当たらなかった。目的地を決めただけで、地図もコンパスも持たずに大きな海へと小舟で一人漕《こ》ぎ出したようなものだった。

〈模索していくしかない。なんでも自分で試すしかない〉

と鈴木は覚悟を決めた。一つ一つ試行錯誤《しこうさくご》を重ねるしか方法はないのだ。気が遠くなるほど手間がかかりそうだった。ただ、考えようによってはこれほどやりがいのあることもなかった。そこからは自分の実績すべてが日本における義足の走り高跳びの歴史になるのである。アテネに向かう道は予想した通りに試行錯誤の連続となった。一番の考えどころは義足そのものにあった。

1メートル90を跳《と》んだのは2002年4月、大学3年の春だった。関東学生競技会で成功して、その後行ったアメリカの大会でもクリアした。そこまでのベストは1メートル85である。

専門的なトレーニングを積んだ成果が徐々に出てきていた。大目標である2メートルの大台もおぼろげに見えてきた。

しかしアメリカではもっと衝撃的な記録が生まれていた。鈴木の目の前で2メートル08を跳んだ選手がいた。義足のジャンパーが初めて2メートルを超えた瞬間だった。

ジェフリー・スキバというアメリカ選手である。まだ18歳という若者は190センチを超える長身で、豪快なジャンプの迫力は圧倒的だった。自分がベストを出したのも忘れて、鈴木はスキバの動きに見入った。

〈なんてすごいんだろう。なんてスケールが大きいんだろう。義足でもあれだけの跳躍《ちょうやく》ができるんだなあ……〉

シドニーの優勝記録が1メートル93だったのを考えると、これはまさに革命とも言うべき進歩だった。鈴木だけでなく、そこに居合わせた関係者すべてが圧倒されるスーパージャンプであった。

聞けば、ジェフリー・スキバもそれまでのベストは1メートル97だったという。いきなり11センチも上回ったのだ。義足のハイジャンプは突如《とつじょ》として一つ上の次元に入ったのである。

スキバの義足を見て、鈴木はもう一度衝撃を受けた。それは競技専用ではなく生活用にも使われる義足だった。反発力《はんぱつりょく》はさほどない。なのに2メートルをはるかに超えるとはいったいどういうことだろうと鈴木は驚いた。

確かにシドニーでも、スプリント用の板バネで跳ぶハイジャンパーは見かけなかった。反発が強い代わりに、それを制御する技術も必要となるからだ。バネだけでは解決できない繊細さが走り高跳びにはあった。板バネでスピードとパワーを補ってきた鈴木ではあったが、そこには考える余地がありそうだった。

〈そうか、もっと記録を伸ばそうとするならその方がいいのかもしれないぞ〉

鈴木の心は揺れ動いた。1メートル90を跳んだのは嬉しかったが、やっと到達したという感は否《いな》めなかった。その先はまだ見えていない。心はますます揺れた。2メートルを跳ぶには変化が必要なのかもしれない。

〈よし、チャレンジしてみよう〉

鈴木は決断した。目の前で見たスーパージャンプの印象はあまりにも強かった。彼は使い込んできた競技用の板バネをいったん捨てて、スキバと同じような義足に変えることにした。スポーツも可能な生活用義足である。

これに代えて生まれた一番のプラスは、助走での上下動が抑えられることだった。反発の強い競技用は上下動が激しく、制御に苦労していたのだ。走り高跳びの助走はスピードを重視しない。助走の安定は大きな前進になる。

不安がなくはなかった。なんといっても180度の変更である。しかし、上を目指すための手本はとりあえずスキバしかいなかった。その彼が生活用で素晴らしい記録を出している以上、見習わないわけにはいかない。

日本だけでなく世界を見渡してみても、すぐれた義足のハイジャンパーはほとんど見当たらなかった。Ｆ44には概して切断より運動能力の高い下肢《かし》機能障害の選手もいるし、だいたいは上肢《じょうし》切断・機能障害のＦ45、Ｆ46と統合されて試合が行われる。見習おうと思っても、純然《じゅんぜん》たる義足の選手は少ないのだ。結局、わずかな例を参考にしながら、なにごとも自分で判断していくしかない。

走り高跳びにどんな義足が向くのかは臼井二美男でも答えられなかった。スポーツ用義足は開発されてまだ間がなく、どの競技にどの義足が適しているかというところまで分析は進んでいなかった。

「アテネまでは迷ってばかりいた」

と、のちに鈴木は振り返ることになる。

シドニーの前に急遽《きゅうきょ》義足を変えて、それが結果的には失敗につながった反省が鈴木の頭にあった。義足を変えるのは常に賭けでもある。ある程度使い込まなければ、最終的にどんな結果になるのかはわからないのだ。

案の定、記録は伸びなかった。自己ベストを上回れない。それどころか迫ることもできない。アテネの代表には選ばれたが、当の本人は迷い、悩んでばかりだった。4年間という時間はけっして長くないのに鈴木は気づいた。

新しい義足を使いこなすに至らないまま迎えたアテネのパラリンピック本番は、まったく不本意な形で終わった。1メートル80の6位である。何もわからず、無我夢中で跳んだシドニーが1メートル78。今度こそと思い、さまざまなトレーニングや分析を積み重ねてきたのに、4年間で結果はたった2センチしか違わなかったのだ。

〈ベストは尽くした。チャレンジもしたし、試行錯誤も繰り返したし、自分ができることはやり尽くした。もうやめるしかないだろう〉

アテネを終えた鈴木は自分に言い聞かせた。練習もしなかった。その年の春には大学を卒業し、科目等履修生という形で学校に残っていたのだが、もはや次を目指すエネルギーはわいてきそうもなかった。

なのに、再び走り高跳びのピットに向かったのは2メートルという数字を忘れられなかったからだ。高跳び選手にとって2メートルは一つの区切りであり、特別な記録でもある。誰もがその高さを跳びたいと夢みて始める。パラリンピックのメダルもさることながら、2メートルに到達しないままやめていくのはいかにも無念だった。

考えているうち、彼はふと気づいて愕然《がくぜん》とした。なんと高跳びの一番の基本がおろそかになっていたのに思い当たったのである。

〈踏み切りだ。一番大事なことが抜けていた。どんな助走をしても、踏み切りがちゃんとしていなければダメに決まっているじゃないか〉

考えてみれば、一から基本を教わった経験はない。持って生まれた運動能力によって、見よう見まねでもある程度のジャンプはできた。そのまま競技を続けてきたのである。ちゃんと土台を築かずに家を建てていたようなものだ。

〈基礎から勉強したい。初めて高跳びをやる中学生がやるようなところから教えてほしい〉

誰に教えを乞《こ》えばいいのだろう。考えた末に行き着いたのは神奈川県立横須賀高校の教師を務めていた福間博樹《ふくまひろき》（その後、同県立希望ヶ丘高校に異動）だった。筑波大の先輩であり日本記録保持者でもあった吉田孝久《よしだたかひさ》が高校時代に指導を受けた人物だ。ジュニアの指導者として高い評価を得ていたのが魅力だった。とにもかくにも一番の基礎から教わりたいというのが鈴木の望みだったのである。

2メートル目指して

アテネが終わった2004年の暮れ、鈴木は横須賀を訪れた。高校のグラウンドで待っていた福間は、走ってみるようにと指示した。教えてほしいと頼んできた当の本人がどんな動きをするのか見極めたかったのだ。

福間は躊躇《ちゅうちょ》していた。義足の選手を教えたことなどない。断らなければならないかもしれない。が、動きをみた直後の決断は、

〈よし、これならやってみよう〉

だった。鈴木徹がアスリートの資質を持っていると判断したのが一つ。さらにもう一つ、このやり取りが決め手となった。

「筑波の体育専門学群に入学が決まっていて、そこで事故に遭《あ》ったわけだけど、進路変更は考えなかったのかい」

「ええ、まったく考えませんでした」

福間は思わず鈴木の顔を見つめた。この若者はすごい。どんな時でも前に進むことしか考えないのだ。その意欲があれば何でもやれるだろう。どんなトレーニングもこなすだろう。それなら一から教える価値はある。

週に一度の横須賀通いが始まると、福間は踏み切りの基礎練習を命じた。バーは跳ばない。体重を乗せて踏みしめる動き。どこで力を入れ、どこで体を締めるのかを意識しながら、かかと、足の裏からつま先へと滑《なめ》らかに体重移動していく踏み切りの動き。その単調な動作だけを延々と繰り返させたのだ。

「高跳びの踏み切りの感覚が身についていていない。一番大事なものが欠けていた。始めたばかりの中学生みたいな跳躍でした」

というのが福間の回想である。鈴木本人も気づいていた通り、最も重要なところが欠け落ちたままだったのだ。

踏み切りドリルを始めて1週間。2度目の練習にやって来た鈴木を見て福間は驚いた。早くも正しい動作ができつつあったのである。

〈説明を聞いて、それをすぐ体で表現できる力がある。これならいけるぞ〉

福間は再び確信した。新しい弟子は、まっさらな砂が水を吸い込んでいくような勢いで教えを消化していた。

2カ月ほどはいっさい跳躍練習をしなかった。基礎動作の繰り返しだけ。正しい動作で正しい体の軸をつくる。最初は意識しながら動きをつくり、無意識でもできるようになるまで反復練習をする。それが福間の教え方だった。

「武道の型と同じだよ」

と福間は鈴木に言った。武道家は一見単調にも見える型の反復をたゆまず続ける。その繰り返しが実戦にも直結しているからだ。彼らはまた、ほんのわずかな動きに極意を込める。それと同じような精緻《せいち》さをコーチは求めた。

「踏みしめる動作で、あと2センチ眉間を前に出すように」

出てくる課題はなんとも繊細だった。しかし鈴木は、次の週には正しくその動きをしてみせるのだった。

義足はスプリント用の板バネに戻《もど》した。体に負担のかからないスムーズな動きにはその方がいいと福間が判断したのだ。ジェフリー・スキバのパワフルな跳躍に合った義足が誰にも向くわけではないのをコーチは見抜いていた。

延々と続いた踏み切りドリルの成果はたちまちにして現れた。2カ月が過ぎてようやく解禁された跳躍練習の初日に、早くも自己ベストの1メートル90をクリアしたのである。悩み、迷った低迷《ていめい》の日々がうそのように思えるほど気持ちのいい跳躍だった。

〈ピンポン球を道に落として、ポーンとはね返ってきたような感じだ〉

と鈴木は思った。初めて味わう感覚だった。力まず無理せず、正しい体勢でタイミングよく踏み切れば、体はおのずとバーを超えていく。それがはっきりとわかった。2カ月間の単調な繰り返しの答えが出たのだ。

その2005年シーズン、鈴木は立て続けに自己記録を更新した。東京で1メートル95。イギリスで開かれたパラリンピックワールドカップでは1メートル98。秋にも欧州で1メートル97を跳んだ。回り道をしながらも、彼はついに真髄《しんずい》をつかんだ。

夢に到達したのは2006年10月1日だった。岡山で開かれたジャパンパラリンピックでは開始早々から快調なジャンプが続いた。かつてない手ごたえが体を走り抜けたのは、1メートル97を一回でクリアした時だ。

「競技人生で最高の、はじけるような踏み切り」

と鈴木は表現している。まさしく、まっすぐに落としたピンポン球がそのまま自然に高く弾んだような踏み切りだった。

バーはついに2メートルに上がった。2回は失敗したが、手ごたえのよさは変わらない。最終3回目の試技で、体はちょっと流れ、バーに触れた。しかし落ちない。クリア。マットの上でバーがとどまったのを見届けた鈴木は、そのままガッツポーズを繰り出した。この義足のアスリートがついに2メートルジャンパーになった瞬間だった。

〈やっと跳んだ〉

〈やっとここまで来たのか……〉

やみくもに練習し、何度も挫折を味わい、回り道をしつつ、一から学び直してたどり着いた場所。2メートル超えにはなんとも言いようのない味わいがあった。そこにはあまりにも多くのことが積み重なっていた。深い味わいはたったひと言、「やっと……」としか表現しようがなかったのである。

臼井二美男はいつものように大会に足を運んでいた。鈴木としてはその目の前で跳べたのがことのほか嬉しかった。ジェフリー・スキバに続く義足の2メートルジャンパー。世界でたった2人しか達成していない快挙《かいきょ》。それは臼井の支えなしには実現できなかったものなのだ。

ついにプロになった

障害者スポーツの歴史に残る跳躍をなし遂げた鈴木は、グラウンドの外でもかつてない道を切り開いていた。プロ選手として競技に専念するようになったのである。

大学に入った時から考えていたことだった。スポーツで生きていくのだという強い意思は、さらに大きくふくらんでいた。大学を卒業し、福間博樹の指導を受けるようになったのとほぼ同時期に、鈴木は具体的な活動へと踏み出した。

まず手にとったのは「会社四季報」である。四季報に目をこらして、自分で考えた条件に合う企業を探したのだ。可能性の少ない大企業は最初から敬遠した。

「あまり知られていないが、しっかり利益を上げている」

「社会貢献や福祉活動になんらかのつながりがある」

その条件で100社ほどを選び出して鈴木は電話の前に座った。片端から電話をかけて自分のキャリアを紹介し、プロ競技者としての支援を依頼したのだ。

「うちはそういうのはやっていないんです」

「個人のサポートはしません」

たいがいはそんな反応だった。門前払いが9割。しかし1割ほどは反応があった。鈴木はすかさず資料を送り、面会を求めた。すると、ついに支援してくれる企業が見つかったのである。

3社のスポンサーを得て、2005年からプロとしての日々が始まった。鈴木徹はまたしても大きな夢をかなえた。

「そこに特別な思いはないんですよ。ただ競技中心の生活をしてみたいというチャレンジ精神だけでした。やりたいと思うことをできるうちにやろう。あとで後悔しないようにしよう。それだけです」

鈴木の回想である。障害者の社会進出に新たな道を開くのだというような、大上段《だいじょうだん》に構えた使命感はなかった。自分のやりたいことを悔いなくやり通したい。それだけを思ううちに、望んだ道がふと目の前に開けたというわけだ。

しかし試練はまだまだ続いた。思いをかなえた後はまた苦闘の連続となった。

競技の面ではヒザの痛みが彼を苦しめた。ジャンパーズ・ニーともいわれるヒザ故障は、いわば跳躍選手の職業病だ。痛みはしつこくつきまとい、いっこうに消えてくれない。3度目のパラリンピックとなった2008年の北京《ペキン》では1メートル93の記録で5位にとどまった。悲願のメダルはまたしても彼の手をすり抜けていった。ライバルであり目標でもあるジェフリー・スキバは2メートル11という大記録で金メダルに輝いていた。

プロ活動の面ではメーンのスポンサー会社の破綻《はたん》という不運に遭った。結婚し、子どももできていた。看護師をしている妻の収入はあったが、何もしないでは生活が成り立たない。鈴木は運送会社で仕分けのアルバイトをしながら練習を続けた。ちっとも苦にならなかったのは、スポーツで生きていきたいという望みが純粋なまま保たれていたからだろう。

競技者としての意欲は衰えなかった。4度目のパラリンピックとなる2012年のロンドンを目指したのは、まだやり尽くしていないという思いがはっきりしていたからだ。パラリンピックでは、準備段階、本番の双方ともに満足のいく出来だったことがないのである。それでは悔いなく、やりたいことをやり尽くす人生とはいえない。

鈴木は最新の治療方法を探し出してそれにかけた。あれほどしつこかった痛みが消えたのは2011年の暮れのことだ。そこまでまる1年も跳躍練習ができないほど悪化していた症状が消えて、体は急速に元へと戻り始めた。奇跡的ともいえる回復は、並外れた情熱と執念がもたらしたようにも思える。

2009年には出身高校の縁で駿河台大学のハンドボール部監督に就任していた。新たなスポンサーとの契約も成立して、競技生活は安定を取り戻した。困難な挑戦を繰り返し、手ひどい挫折に遭い、それでも乗り越えていくという人生に、またしても波乱と復活の章が書き加えられたのである。

いつも鈴木徹の心にあるのはこのことだった。

〈義足を使いこなすということには終わりがない。これからも自分で積み重ねていくしかない〉

手本も参考書もない義足の走り高跳び。ノウハウは蓄積されたが、それでも次から次へと疑問や課題が出てくる。どのような義足がベストなのかも結論は出ない。出ないどころか、いずれ結論が出るのかどうかさえわからない。義足の競技はまだその段階にある。

「高跳びの技術も磨かなきゃいけない。自分のジャンプに合った義足も追求しなきゃいけない。同時進行ですね。どうすれば一番いいのか、まだわかりません。でも、それが見えないからこそ高跳びをやってきたのかもしれませんね。だから面白いんですよ」

カーボンの脚《あし》を生まれながらの脚のように使いこなす。それが義足の競技者たちの理想だ。近づいてきた実感は鈴木にもある。臼井二美男との二人三脚で臨《のぞ》めば、たいていのことは解決できるに違いない。

それでも使いこなしに終わりはないのだった。競技についても、義足についても並行して考えねばならないのが、この困難な道を選んだアスリートの宿命だ。どちらも欠かせない二つの追求。なかなか同調してくれない両輪《りょうりん》を渾身《こんしん》の力で押し進める日々。

「天命だと思います。彼は、このことをやるために生まれてきたんですよ」

指導にあたる福間博樹の簡潔なひと言である。

悩み多き日々

いくつもの壁を乗り越え、それでもまた行く手に新たな壁が立ちふさがる。それが義足のアスリートのたどる道だ。大きな海に一人で漕《こ》ぎ出した小舟には、次々と大波が打ち寄せてくる。佐藤真海《さとうまみ》も波のはざまで翻弄《ほんろう》されていた。

初めてのパラリンピック。アテネの経験は鮮烈《せんれつ》だった。帰ってきた時には、〈これがなければこんなに前向きには生きていけなかったかもしれない。神さまが贈り物をくれたんだ〉

という確かな思いが残った。パラリンピックが人生を変えたと彼女は確信した。

〈このまま1年1年記録を伸ばしていけば、4年後にはきっと世界で戦える〉

佐藤真海は勢い込んで練習を再開した。しかし、いざ踏み出してみると足どりは意に反して重かった。記録としてはなんとか4メートルを超えたものの、そこからが伸びない。順調に記録を伸ばしてこそ、初めてパラリンピックで互角に戦えるようになるのに、こんなところで立ち止まっていていいのか。あせりが心を満たした。居ても立ってもいられなかった。

競技以外でも悩むことが多かった。むしろその方が深刻だった。パラリンピックを最大の目標として生きていく人生にふと疑問がわいたのである。

「20年間、健常者として生きてきた。突然（脚を失って義足になるという）強い個性を持ってしまった。それを自分の個性として生きていくべきなのか。でも一方では、歩けるんだし会社員でもあるんだから、ごく普通の女性として生きていったっていいんじゃないかという思いもありました。『強い個性』はプラスにとらえることもできるし、マイナスにもとらえられるんです。自分をどう表現していいか、わからなかった……」

彼女の回想は、はつらつと活躍しているように見えるパラリンピアンでさえ、常に悩みながら生きていかねばならない厳しさを示している。脚を失い、義足となって生きていく運命はそう簡単には受け止められないのだ。

「ふだんは平気だし、スポーツに打ち込んでいる時は感じないんですけど、ふとした瞬間に急に悲しくなる。パラリンピックの時期になると、車いすになっても落ち込まなかったというような記事をよく目にするんですけど、私はごく普通の心の持ち主だから、そんなに強くはいられませんでした」

とはいえ、心のうちをさらけ出すわけにはいかない。一般社会で普通に生きていくなら弱さは見せられないと彼女は思い込んでいて、いつも気を張って過ごしていた。そのころいつも疲れ切っていたのは、張り詰めたまま気を抜く間もなく暮らしていたからだ。

障害者という言葉も使いたくなかった。そこにはあまりに重い響きがあった。義足になるという「強い個性」は彼女をパラリンピックに導いてはくれたが、その一方で耐えきれないほどの重荷を背負わされたのもまた事実だった。

当時、彼女はよく迷ったものだった。

〈この人には話していいだろうか。黙っていた方が、なにごともなく過ぎるかもしれないし……〉

パラリンピックのことである。自分は陸上競技をやっていて、パラリンピックにも出場したことがあると初対面の人物に明かしていいものかどうか。障害に負けまいと気を張っていると、そんなことにさえ気を使うのだった。

〈同情されるのは嫌だ〉

〈障害があるのを知られて、見下されたくない〉

いつも四方八方に過剰に気を配って、挙げ句の果てには疲れ切ってしまうのが当時の毎日だったのである。

仕事と競技のかねあいに悩んだのもそのころだった。アテネの後、しばらくは会社の仕事に集中した。社風に共感して、望んで入った会社だ。一刻も早く仕事を覚えたい。しかし張り切って仕事をしていても、心のどこかでささやく声が消えないのだった。

〈北京までこのままでいいのか。絶対に後悔しない人生を送るなら、もっとやることがあるんじゃないのか〉

アテネで経験したパラリンピックの素晴らしさは片時も忘れなかった。が、このままでは北京に行けるかどうかもわからない。生涯消えない悔いを残すことになるかもしれない。

1時間ほど早く仕事を終えて練習に行くこともあったが、許可を得ていても肩身が狭かった。仕事も競技もどっちつかずになるのではないか。いずれ後悔するのではないか。悩みは尽きない。といって、悩んだまま手をつかねているわけにもいかない。

彼女は腹をくくった。競技に打ち込める環境を与えてほしいと会社に頼んだのである。

一般社員に対する競技支援の前例はなかった。が、思いを伝え続けるうちにOKが出た。仕事を早く終えて練習に行くのが許され、遠征も勤務として認められることになった。活動費の一部を支給してもらえるようにもなった。社会貢献、社会還元の意識が社風としてあるサントリーならではの措置《そち》だったろう。

これで北京へ向かう環境は整った。2006年秋のことだ。

気分が変わり始めたのはそのころだった。パラリンピックのことを話していいだろうかといちいち気にするような過敏《かびん》さは消えた。みんな応援してくれている。すべてを隠すことなくさらけ出せばいい。脚を失って以来、どこかで閉じたままだった心の扉が、この時くまなく開いたというわけだ。

いつも一人でやっていた練習にも変化が出た。順天堂大で指導にあたっていた越川一紀《こしかわかずのり》に週1回教えを受けるようになったのだ。かつては走り高跳びのトップ選手で、指導経験も豊富なコーチの存在は大きかった。どんなトレーニングをすればいいのか。この跳び方でいいのか。いつも半信半疑《はんしんはんぎ》だった練習に確固たる自信が持てるようになった。たとえ記録がすぐに伸びなくても、安心して毎日の練習に取り組めるようになったのである。

「ハードルを跳び越えるようなつもりで、スピードを落とさずに入るんだ」

「駆け抜けるんだ。思い切って跳んで、空中で我慢して、それから着地に入るんだよ」

教えはシンプルだった。幅跳びの基本をわかりやすくストレートにたたき込んでくれたのである。踏み切りを意識せず、助走スピードを殺さずに、そのまま駆け抜けるように空中へと飛び出せというのだ。あれこれ思いわずらうことなく、勢いよく駆け抜ければいいという教えは、幅跳びだけでなくすべてに共通しているようでもあった。

成果が出たのは本番が間近に迫ってからだった。2007年の暮れからパラリンピックイヤーの2008年春にかけての3カ月で一気に上昇したのである。最終選考会を前にした沖縄合宿では4メートル40が出た。それまでの自己ベストを大きく上回る記録。長いスランプを脱したのを彼女は直感した。

最終選考会となった2008年3月の九州チャレンジ大会では4メートル46を出して北京への切符を手にした。自己ベストを出した助走は、けっして完璧《かんぺき》とはいえなかった。それでも好記録を出せるだけの地力が育っていたのだ。

〈自分自身が変わったのが記録に結びついたのかもしれない〉

ふと思いついたのは選考会が終わってからである。技術だけではない。コーチの教えだけでもない。閉じていた心を開いたのが一番の原動力だったのではないか。心が体を動かしたのではないか。長い低迷を振り返るうちに、そんなことが頭にひらめいた。

ただ、その勢いを北京では生かせなかった。以前から感じていた腰の違和感が直前になって悪化したのである。痛みは激しく、薬も効かなかった。

モノである義足をつけて激しい動きをすれば、本来はないはずの負担を体に強いることになる。走り、跳ぶことに特化した競技用義足ではなおさらだ。腰痛は義足アスリートにつきまとう宿命でもある。不運なことに、パラリンピックの直前になってそれが限界を超えたのだった。

彼女は意気消沈《いきしょうちん》した。現地に入っても痛みはひかず、試合当日にはますます激しくなる始末だった。それでも彼女は4メートル28を跳んで6位に入った。

〈パラリンピックでなかったら、とてもそんなに跳べなかったに違いない〉

と思ったのは、スタジアムで不思議な体験をしたからだ。「鳥の巣」の愛称を持つ大競技場で、満員の観衆の大歓声を聞いた途端に沈んでいた気分ががらりと変わったのである。

〈やっとここまで来たんだから、もう出し切るしかない。せっかくここに来たんだ。いま出せる力を全部出してみよう〉

そう割り切って跳んだ結果が、あのひどい腰痛のもとでは出るはずもない4メートル28だった。パラリンピックならではの力が背中を押してくれたのだ。

とはいえショックは大きかった。4年に1度の舞台をどれほど待ちこがれたことだろう。しかも会社には競技に打ち込める環境をつくってもらって、万端の準備を整えたはずなのだ。なのに力を出し切れなかったのである。

地道にトレーニングは続けたものの、1年ほどは競技場に足が向かなかった。次のパラリンピックのことをすぐ考える気にはならなかった。これが最後と思いきわめ、出し尽くそうと決意して臨んだ北京だったのだ。

だが佐藤真海は競技場に帰った。失意のジャンパーを動かしたのは、やはり、の思いである。

〈やり切っていない。まだやり尽くしていない〉

そのままでは自分が自分でなくなるような気がした。とりあえず一歩踏み出してみよう。競技場に戻れば何かが起きるかもしれない。先が見えないままの現場復帰だった。

競技者の血が再び騒ぎ始めた理由の一つは、あえて思い切った変化を求めたことだ。まず踏み切り足を変えた。健足《けんそく》で踏み切っていたのを義足踏み切りに変えたのである。

各国のトップジャンパーの間では既に義足踏み切りが主流となっていた。バネのある義足で踏み切れば、それだけ遠くへ跳べるのは理の当然といえる。しかし繊細さは失われる。踏み切りの瞬間に微妙なずれを感じとって修正するなどという器用なまねはできない。一長一短。ともあれ、どちらにより可能性があるかといえば、どうしても義足踏み切りということにはなるのだ。

当初はどうにも違和感があった。カーボンの脚にそれこそ、「血管を一本一本つないでいくような」思いをそそいでつくり上げた跳躍。それを180度変えたのである。しばらくは何本も跳んでようやく1本成功するかどうかという有様だった。何がよくてうまく跳べたのか、何が悪くて失敗したのかさえわからなかった。

〈また一からやるしかない。自分の脚で踏み切るのと同じ感覚を身につけられるように、ひたすら鍛錬するしかない〉

と彼女は自分に言い聞かせた。

義足踏み切りに変えて以来、記録はなかなか伸びなかった。伸びるどころか自己ベストにも近づかない。が、あせりはさほどなかった。

考えてみれば、彼女はいつもぎりぎりの土壇場《どたんば》で力を発揮してきたのだった。アテネの年も北京の時も、低迷を脱して一気に記録を伸ばしたのはパラリンピックの最終選考会である。そこには本人も気づかない、持って生まれた不思議な力が介在しているのかもしれなかった。

苦しくてたまらない時期もあった。2011年3月、かつてない被害を東日本の各地にもたらした大震災。家族が住む故郷の宮城県気仙沼市は被災のまっただ中にあったのだ。

家族は無事だったが実家は被災した。しばらくは何もできなかった。人生はなにごともなく過ぎていくばかりではない。突如としてこんなことも起きる。練習などする気にはならなかった。

「命があって家族があって、毎日の暮らしが安定して、心も安定して、それで初めて競技ができる」のを彼女は痛いほど感じた。家族に励まされて練習を再開するまでにはかなりの時間を要した。こんなふうに何度もつまずき、苦しんでいても、最後の最後で力を出せるのだろうか。この時ばかりは確信を持てなかった。

変化を怖《おそ》れてはいけない

苦境を打開《だかい》する力は思いがけないところからもらった。ロンドンパラリンピックの選考が間近に迫ってきた2011年暮れのことだ。

佐藤真海はアラブ首長国連邦で開かれた世界車いす・切断者競技大会（IWAS World Games）に出場した。そろそろ好記録を出さなければロンドンの選考に間に合わない。幸い

4メートル40が出た。自己ベストには届かないが、まずまずの記録である。といって、これではロンドン確実とはならない。

その時、たまたま練習で知り合ったノルウェーの男子選手が貴重なアドバイスをしてくれたのだった。

「マミ、義足が硬すぎるんじゃないか。君の体重からしたらそれでは硬すぎる。柔らかくしたら高さが出ると思うよ」

彼は中年のやり投げ選手だった。大腿《だいたい》義足のクラスでもある。共通点のない競技者からのアドバイスだったが、彼女にはひらめくものがあった。

〈そうか、義足を代えるという手があった。確かに硬すぎたかもしれない。代えるといったいどうなるのかな〉

それまで頭になかった荒療治《あらりょうじ》は彼女を興奮させた。日本に帰ってさっそく試してみると、結果は思った以上だった。スピードは少々落ちるようだが、感覚は悪くない。それまでより断然跳びやすいのである。

2012年、ロンドンの年になって義足を代えた。思い切ってメーカーも代えた。競技用義足を長くつくってきているのは主として海外二社。それぞれに特色がある。慣れ親しんだものを代えるのは大冒険であり、危険な賭けと言ってもいい。しかし、ためらわなかった。

〈変化を怖《おそ》れちゃいけない。チャレンジしなきゃ記録は伸びないんだ。3カ月もあればいい。

ちゃんと臼井さんが調整してくれる〉

彼女は断端《だんたん》が短い。義足の長さやソケットにとりつける角度はピンポイントの精度で行わねばならない。そこからしても、この時期にメーカーや硬さを変えるのは大冒険だった。信頼する臼井二美男の存在あってこそ、このチャレンジが可能だったのである。

2012年3月、佐藤真海は一人でアラブ湾岸諸国に出かけた。そこでいくつかの大会が開かれる。ロンドンの代表に選ばれるための最後のチャンスだった。ここで好記録を出さなければロンドンは目の前から消え失せる。

3つの大会で、彼女は立て続けに自己記録を上回ってみせた。4メートル52、4メートル51、4メートル56。4メートル46のベスト記録を出してからまる4年たって、ようやく壁を突き抜けたのである。低迷が続いても最後の最後に伸びてみせる離れ業《わざ》を、またしても再現したというわけだ。

〈パラリンピックの年になると気持ちの入り方が違う。心の底から願いをかなえたいと思うと、最後には何かの力が助けてくれるんだな〉

と彼女はしみじみ思った。佐藤真海はまた一つ苦境を乗り越えた。そうなってみると、心の中には競技の枠を超えた新たな意欲も生まれてくるのだった。

〈これからは、自分にはこれしかできないと思うのはよそう。決まった道、安心できる道だけじゃなくて、自分しかできない道も新しく開いてみたい〉

彼女は自分の人生を振り返ってみた。若くして骨肉腫《こつにくしゅ》を病み、脚切断という衝撃を受け止めねばならず、なんとか立ち直って義足によるスポーツの道を切り開いてきた。病気といい、障害といい、義足のスポーツといい、どれも光の当たりにくい分野だ。そのすべてを経験した自分は、恵まれない状況を変えていくのに貢献できるのではなかろうか。誰かが立ち上がる必要があるなら、自分がその役を引き受けてもいい。佐藤真海はそう思い立ったのである。

たとえば義足にしろ義足のスポーツにしろ、情報は常に不足している。全国的なネットワークも築きにくい。自分にしたところで、脚を切断した当初は、スポーツができるとも知らずに家に閉じこもっていたのだ。義足の暮らしにかかわることであれば、どんな情報でも人々の役に立つ。情報の伝達役ならすぐにでもできるに違いない。

記録も大事だしパラリンピック出場も大事だ。ただ、そこにとどまらない何かもやってみたい。もっと幅広く社会とかかわってみたい。

〈自分には使命があるのかもしれない〉

彼女はふと思ったりもした。走り幅跳びの踏み切り板の向こうには、もっと大きな世界が広がっている。今度はそこまで跳んでみようかと、30歳になった佐藤真海は思い始めたのだった。

「ふつうの女の子」の変身

大西瞳《おおにしひとみ》は週5回の練習を仲間とこなすようになっていた。最初は60メートルさえ一気に走り切れなかった小柄な女性は、しだいにタイムが伸びていく中で、思いもよらなかった道を突き進み始めたのだ。競技者として走ってみようと思ったのは、走り始めて6年ほどが過ぎたころだった。

「最初はちょっとよこしまな考えだった」

と彼女は振り返って笑う。もっと練習すればやせるに違いないと思ったのだ。そこでヘルスエンジェルスの仲間と誘い合って、仕事が終わった後の練習を始めたのである。一般開放されている競技場を探してはせっせと通った。最初は週3回。もっとやりたくなると週5回。ウエートトレーニングにも取り組んだ。

思惑は外れた。やせるどころか、あちこちの筋肉が大きく盛り上がってきたのだ。

〈なんだ、ちっとも細くならないじゃないか〉

と彼女はいささか不満だった。断端の筋肉も太くなって、義足のソケットを代えねばならなかった。しかし、たくましさを増した体は走りをがらりと変えた。体幹《たいかん》が鍛えられて走りそのものが力強くなり、バランスも改善されたのである。

「フォームがきれいになったね」

と仲間たちは言ってくれた。何より嬉しい褒《ほ》め言葉である。やせなかった不満などすっかり忘れてしまった。

100メートルのタイムが伸びて20秒を切ると、周りの反応が変わってきた。誰の目にも変化は明らかだったのだ。

「すごいね。頑張ってるじゃないの」

「パラリンピック、目指しているんだよね」

しきりに声をかけられると本人の意識も変わってきた。もっと速くなりたいという欲が出たのである。自分はどこまでいけるのか。この調子なら思わぬ高みにも上れるかもしれない。

練習の密度と質はまた上がった。

以前はパラリンピックなど考えもしなかった。言ってみれば普通の女の子だったのだ。それがふとしたことから変わって、いまはアスリートとしての道を歩もうとしている。人生なんてどう変わっていくかわからない。ありきたりな表現ではあるが、大西瞳としてはまさにそう言いたくなるところだった。

2011年の後半から飛躍《ひやく》が始まった。10月の関東大会の100メートルでは初めて19秒を切った。18秒95。ロンドンパラリンピックの参加標準記録Aとぴったり同じタイムである。

夏に捻挫《ねんざ》をして、この時はまだ痛みが残っていた。練習もできていない。ただ、ここで頑張っておきたい理由があった。

その暮れにアラブ首長国連邦で世界車いす・切断者競技大会（IWAS World Games）が開かれる。車いすや義足のランナーが出る主要大会の一つだ。国際試合の経験がない彼女としてはぜひ出てみたかった。日本女子のT42クラスでは既にずば抜けた存在になっているのだから、出場する資格は十分にある。が、難点が一つあった。心筋炎《しんきんえん》の時に入れたペースメーカーである。競技に支障がないのを本人はわかっているのだが、派遣する障害者スポーツ協会からは懸念の声が出ていた。

〈よし、それなら関東大会でいい記録を出そう。パラリンピックの標準記録Aを切ってみせれば認めてくれるだろう〉

決意が捻挫の痛みを忘れさせてくれたようだ。彼女は力強く走り抜いた。レース後にビデオを見ると、最後まで失速せずにしっかり伸びているのがわかった。筋力があまり鍛えられていないころは、後半になると疲れて体が浮き、上体が後ろに反《そ》っていたのである。この走りは確かな進化を証明していた。

「すごい……」

と彼女はビデオを見ながら呟《つぶや》いた。我ながらすごい、そう思わずにはいられなかった。ただでさえ使いこなすのが難しい大腿義足。T42の女子選手はほとんどいない。そんな中で、体に恵まれない自分がここまで速くなったのである。これには自分ながら驚くしかなかった。

〈すごい、なんてすごいんだろう〉

と彼女は胸の中で繰り返した。これでまた競技への情熱がひと目盛り上がった。

暮れのＩＷＡＳには晴れて参加した。初めての海外大会。一緒《いっしょ》に走ったイタリア選手の走りには目を見張った。世界のトップに立つその選手は圧倒的に速かったのだ。

〈歩数だ。歩数が違う〉

と彼女は気づいた。身長の違いもあるのだが、イタリア選手は義足側でもしっかり蹴《け》っていて、その分ストライドが伸びていた。それに比べると自分はまだ義足側でちゃんと蹴れていない。それが大きな差を生んでいるのである。

初の国際大会は見るものすべてが新鮮だった。それまでは海外のランナーの映像さえ、ほとんど見たことがなかった。義足の陸上競技に関する情報は少ない。初めて出会う強豪の走りを彼女は食い入るように見つめた。それが大きな課題のありかを教えてくれたからだ。

２０１２年６月、大阪で開かれたジャパンパラ大会（旧ジャパンパラリンピック）。大西瞳の出た１００メートルは下腿《かたい》義足のＴ44と合同で行われた。細かくクラス分けされた障害者スポーツの大会ではよくあることだ。

彼女はＴ44の選手に大きく遅れてゴールした。この差はどうしようもない。注目はトップでゴールしたＴ44の優勝者に集まっていた。しかし、その陰で喝采《かっさい》に値する結果が出ていたのである。大西瞳のタイムは18秒02だった。自らの日本記録を実に1秒近くも縮めたのだ。

2012年、世界記録は15秒台に入った。続くトップランナーたちは16秒台。とはいえそれは何人もいない。17秒台に入れれば彼女らに近づける。大西瞳は35歳にして、世界と互角に戦える境地にあと一歩と迫ったのである。

〈走れるうちにできるだけ走りたい。記録が伸びているうちに、いけるところまでいっておきたい〉

と彼女は決意した。30代半ばとはいえ、筋力も走りの技術も伸びている。なにより、遠い存在だった世界が間近に見えてきたことが心を奮《ふる》い立たせた。

働きながら楽しく走るという考えは変わらない。ただ、その一方にかつては考えもしなかった思いが浮かんでくるのは止めようがなかった。誰もやらなかったことなら、自分がやってみよう。自分が先頭に立って開拓していこう。すなわち彼女は先駆者《せんくしゃ》になろうと思い立ったのだ。

一般の大会にも出るようになった。もちろん大きな差がつく。下腿義足ならいい勝負にもなるが、大腿義足ではそうはいかない。それでも走る。義足でもこれだけ走れるのだということをもっと広く知ってもらいたいと願いつつ、彼女は疾走《しっそう》した。

振り返ってみれば、いつの間にか大西瞳の背後には、日本の大腿義足の女性として初めて切り開いた道ができあがっていたのである。

パラリンピックの魔力に魅せられて

競技なんて考えもしない。楽しく走れればいい。と思いながら、いつの間にか本格的な練習を始めて競技の魅力、あるいは魔力にとりつかれてしまう。気がつけばトップへの道をひた走っている。一般の競技ではまずありえないことが義足の世界でしばしば起こるのは、大西瞳の例が語る通りだ。

選手数は少ない。細かいクラス分けがある。本格的な練習を始めるには相当の覚悟がいるとはいえ、情熱があって努力を惜しまなければ、誰にも可能性がある。それが義足のスポーツというものだ。春田純《はるたじゅん》（口絵写真P5の2）もそんな道を歩んだ。

骨肉腫によって左脚をヒザ下から失ったのは1993年のことだ。まだ15歳だった。18歳までの3年間は入退院を繰り返して過ぎた。

半年ほど化学療法を続ける。しばらく休んでまた入院し、治療を再開する。その繰り返しである。化学療法の副作用で体重が十数キロ落ちた。体が衰弱し切って何度も危険な状態に陥った。義足も合わず、断端はいつも血だらけだった。義足とはそういうものだと思い込んでいたのだ。

最も過酷な3年間を乗り切ってからは、実家のある静岡に帰り、親戚の経営する水道工事会社で働くようになった。まだ景気のいい時期で、工事の仕事はいくらもある。断端の痛みは残っていたが、体そのものは回復して、夜中まで仕事をしては、また朝から働くという忙しい毎日が続いた。もともとスポーツ好きで足も速かったが、こう忙しくてはスポーツなどちらりとも頭に浮かびはしない。

思わぬきっかけが訪れたのは2003年のことだ。25歳になった春田は、合わない義足で痛めた断端の治療をするために上京して再入院し、それが終わると新しい義足をつくるために鉄道弘済会《こうさいかい》の東京身体障害者福祉センターにも入院した。その時知り合ったのが、義肢装《ぎしそう》具士《ぐし》の専門学校在籍中に実習生でやって来ていた沖野敦郎《おきのあつお》である。陸上競技が好きで、以前からヘルスエンジェルスの手伝いもしている同い年の人物とはたちまち気が合った。

親しい友となった2人はある日、センターの談話室でテレビを見ていた。パリで開かれた世界陸上選手権の中継は、末續慎吾《すえつぐしんご》が200メートルで銅メダルをとったシーンを生で映し出していた。

「僕も陸上はちょっとやっていたことがあるんだ」

春田が言うと沖野はすかさず勧めた。

「じゃあやってみなよ。ヘルスエンジェルスというクラブがあるんだ」

新しい義足は脚に合っていた。その快適さが気分を浮き立たせたのかもしれない。強くひかれたわけではなかったが、とりあえず春田は勧めを受けることにした。彼は最初の門をくぐった。

こうして参加したヘルスエンジェルスだったが、最初から勢い込んで出かけたわけではない。当時は義足を使っているのに強烈なコンプレックスを感じていた。とにかく隠したい。短パンなんてとんでもない。海やプールには行かない。ジーンズの裾《すそ》も長めにして、いっさい義足の部分が見えないようにしていた。練習会に行くのも実はあまり気が進まなかったのである。

背中を押してくれたのは弘済会で理学療法士《りがくりょうほうし》をしていた女性だった。ざっくばらんな口調で励ます彼女が同行してくれて、春田はようやく練習会に顔を出した。彼女とはのちに結婚することになる。走ってみようかと思い立って、かけがえのない伴侶とも出会ったというわけだ。

走るのにさほどの苦労はなかった。スポーツは得意で体のバランス感覚も悪くない。最初はジョギング程度のスピードだったが、それなりの走りができるようになるのに時間はかからなかった。

2003年の秋ごろから始めて、12月にはもう板バネをつけた。臼井二美男に頼んで貸してもらったものだ。板バネで加速していくと、体育祭でアンカーを務めたりクラス代表で走ったりしていたころの思い出がよみがえってきた。15歳で止まっていた時計がまた動き出したような気分だった。

月一回の練習会には欠かさず静岡から通った。大会にも出た。最初から100メートルを13秒台で走っている。そのうち100メートルのタイムは12秒台後半に入った。走るのが楽しいと心底思えるようになったのはそのころだ。

といって、練習量を増やしてまで記録を伸ばそうとは思わなかった。会社の仕事もある。義足コンプレックスも残っている。練習にばかり時間を費やす気はない。それより嬉しかったのは仲間ができたことだった。同じ境遇の仲間と過ごしていると楽な気分になれたのだ。ヘルスエンジェルスに通うのは、脚を失ったつらさをいっときだけでも忘れられるからだった。

走ることを生活の中心に据える生活。競技者として高みを目指していく人生。予想もしなかった道へと扉が開いたのは2008年9月6日だった。すなわち北京パラリンピック開会式当日である。

電話がかかってきた。沖野敦郎だった。彼は北京国家体育場のトラックにいた。陸上チームのメカニックとして日本選手団に加わった沖野は、「鳥の巣」の愛称で知られるあの巨大スタジアムで開会式の入場行進に加わりながら電話してきたのだ。

「すぐ来いよ。すごいぞ。世界はすごい。絶対感動するから、すぐ北京に来てみろ」

超満員の「鳥の巣」の興奮がそのまま伝わってくるような口調だった。世界の頂点にある大会。その場でしか味わえない雰囲気。感激に震えた沖野はそこで友の姿を思い浮かべたのだ。

能力にも体にも恵まれているのに、走るのにさほど熱心でない友人のことを、沖野はいつも惜しいと思っていた。

「いや、オレはいいよ。仕事もあるしね」

いったんは断った。いきなりの誘いである。仕事も忙しい。行けるわけがない。が、沖野は半ば強引に説得した。現場のまっただ中にいる人間の言葉には迫力がある。春田は押し切られて北京行きを承知した。翌日には旅行会社に行ってチケットを手配し、その次の日にはもう旅立っていた。

「なんで行ったんだろう。会社もあるし、そんなに急に行けるはずがないんだけど……」

と春田は当時を思い出して首をかしげる。本人も何がなんだかわからないままの出発だったのだ。パラリンピックの魔力が呼んだのだろうか。

北京では連日陸上競技を見た。そこには鈴木徹《すずきとおる》や佐藤真海《さとうまみ》といった顔なじみがいた。よく知っている仲間たちが晴れの舞台で戦っている。それがまず春田の心を刺激した。

それまではパラリンピックなど別世界だとしか思わなかった。夢のまた夢だと思っていた。ところが現場に立って、仲間が躍動《やくどう》するのを見ているうちに、夢の世界がにわかに身近に思えてきたのだ。

最後のひと押しは、自分と同じクラスであるT44男子の100メートル決勝だった。10万もの観衆の大歓声。その視線を集めてファイナルに臨む選手たちの勇姿。10秒91の世界記録を持つマーロン・シャーリーがいる。両脚義足でブレードランナーの異名をとるオスカー・ピストリウスがいる。熱くたぎった雰囲気は春田を酔わせ、圧倒した。3年後、世界陸上選手権・大邱《テグ》大会に義足のランナーとして初めて出場し、世界中をわかせることになるピストリウスが100メートルの王者となった時、春田純の心ははっきりと決まっていた。

〈オレも出たい。いつかあそこに立ちたい〉

パラリンピックという存在は春田の心をとらえ、そこに棲《す》みついた。もうパラリンピックなしの人生は考えられなかった。

アジア初、11秒台の記録

静岡に戻った春田は陸上の練習をがらりと変えた。それまでは月に一度、ヘルスエンジェルスの例会に通う程度だったのを、一気に週4日練習に増やした。半分はウエートトレーニング。走りの方は地元でよく知られているコーチについた。体も走りもすべて一からつくり直そうと考えたのだ。週4日の練習はその後週6日となった。一日の仕事を終えた後である。

競技にそそいだ情熱がまず花開いたのは、２００9年11月にインドで開かれた世界車いす・切断者競技大会だった。１００メートルで出した記録は12秒15。それまでのＴ44男子の日本記録を一気に0秒46縮める新記録である。この走りで一番驚いたのは当の本人だった。

〈そうか、12秒前半と後半では体の動きが全然違うんだ。バランスよく走れば窮屈《きゅうくつ》じゃない。疲れもない。これだ、これだ、これだったんだ〉

走るという行為の真髄をかいま見た感じがした。ただ楽しんで走っているだけではわからないものがある。競技の魅力を春田は実感した。

〈できる、オレにもできる。もっともっと上に行けるかもしれないぞ〉

確信が彼を後押しした。２０１1年5月。大分陸上という大会を前にして春田は好記録を予感していた。

〈これならきっと記録が出る。いや、絶対に出すつもりでいこう〉

スタートすると予測したように体は滑らかに動いた。ゴールして振り向いた記録表示板は11秒95を示していた。アジアで初めて、Ｔ44の選手として11秒台に入ったのである。

これは日本の障害者スポーツにとって価値ある記録だった。その後、世界記録が10秒85まで伸びたことからもわかるように、世界のＴ44クラスのレベルはきわめて高く、層も厚い。11秒台は、世界で戦えるようになるためにまずクリアしなければならない壁だったのだ。

何年か前、このクラスの草分け選手として活躍していた金子順治《かねこじゅんじ》は、はるかな高みを見上げながら思ったものだった。

〈11秒台に入りたい。いつか12秒を切ってみたい。そうしなければ、世界とは戦えないんだ……〉

金子は夢を果たせないまま一線を退いた。しかしついにこの時、ヘルスエンジェルスの後輩が壁を越えたのである。

〈もしヘルスエンジェルスに行かなかったら、走り始めなかったら、自分の生活はどうなっていたんだろう〉

と春田は思った。ふとしためぐり会いがこれほど人を変えるのに、彼は自分ながら驚いた。11秒95は、あらためて人生を振り返らずにはいられないほどの記録だった。

しかし満足はしなかった。パラリンピックに行くには、もっと記録を伸ばさねばならない。

春田も大西瞳《おおにしひとみ》と同じく一般の大会に出ることにした。健常の選手に交じってただ一人、競技用義足を操《あや》つって走った。一緒に走る選手は仲間でもあり、ライバルでもある。義足を隠そうとして夏でも短パンをはかなかった日々は、もうはるかに遠い思い出となっていた。

第9章 そして挑戦は続く

義足《ぎそく》スポーツの新時代へ

広がるヘルスエンジェルスの輪《わ》

月に一度、王子《おうじ》の東京都障害者総合スポーツセンターで開かれるヘルスエンジェルスの練習会はすっかり様変わりしていた。2、3人という時もあった参加者はサポートのスタッフも加えると30人、40人、50人と増え、ウォーミングアップでは広いフィールドいっぱいに広がるほどになったのである。

義足《ぎそく》のスポーツの普及が一気に進んだかといえば、まだそうは言えなかった。南アフリカのオスカー・ピストリウスが両脚《りょうあし》とも下腿《かたい》義足で世界陸上選手権に出場するという快挙《かいきょ》が脚光を浴びたりすると、その時だけは義足の競技者の存在に注目が集まったが、それはいっときだった。スポーツに取り組もうとする義足使用者の絶対数は少なく、知る人ぞ知るという域を出ることはなかった。

それでもヘルスエンジェルスの練習会に人々が集まったのは、そこに一つの大家族のような空気が流れていたからだ。競技志向の選手も少なくなかったが、試しにちょっとやってみようという人々も気軽に加われる雰囲気は失われなかった。小さな子どもたちの参加も増えた。臼井二美男《うすいふみお》をはじめとするスタッフやキャリアの長い選手たちは親身になって初心者の面倒をみた。

「走る楽しさを少しでも多くの人に伝えたい。スポーツに触れるきっかけをつくりたい」

という、地味だが無理のない方針は当初から変わらず、それが信頼のゆえんとなっていた。それにまた、これだけまとまった義足のスポーツクラブは、全国を探しても他には一つもなかったのだ。

若手選手たちの飛躍《ひやく》

クラブの中核となってきたベテランに続いて、確かな足どりを刻み始める若手も登場してきた。その一人が大腿《だいたい》義足の村上清加《むらかみさやか》である。

ヘルスエンジェルスに加わったのは26歳だった２００９年11月。初めての練習会には、歩くのもおぼつかないまま杖《つえ》をついてやって来た。その年の４月、助かったのが奇跡ともいえるような大事故に遭《あ》って、７カ月後にはもう、

〈よし、走ってみよう〉

と思い立ったのだった。

駅で貧血になって意識を失い、線路に転落して電車にはねられた。右脚をヒザ上から失った。突然の不運をすぐに受け入れられなかったのは言うまでもない。医師から脚を切断したと告げられても、残った脚の骨折や顔のけがばかり気にする素振りをみせたのは、現実から目をそむけようとしていたからだろう。

その後は避けられない喪失感《そうしつかん》がじわじわと心を浸《ひた》した。周りは自分のことを、もう以前の暮らしには戻《もど》れないとみているに違いない。そう思うと、村上清加という人物が消えてなくなったかのような気分だった。

自己嫌悪《じこけんお》にも悩まされた。自分も前は障害者を特別な目で見ていたのではないか。いま周囲が自分をそう見ているのなら、以前の自分もまた同じことだったのではないか。

〈自分はずいぶんちっちゃい人間だったのかもしれない〉

と思うと自己嫌悪はますます深まった。

しかし彼女は悩みや苦しみを力いっぱい押し返そうとした。前に進むことしか考えない性格が早い立ち直りを可能にした。

義足で走るグループがあるのは入院中に調べておいた。退院して、体力がついてくるとすぐに臼井二美男に連絡をとったのは、一刻も早く復活の道を歩みたかったからだ。

最初は歩く練習が続いた。杖を手放すのが怖いと感じる段階だった。しかし弱気にはならなかった。

「できるとは思っていたけど、実際にどうかはやってみないとわからないでしょう。それなら、やれるかどうか、くよくよ考えていたくない。前に進んだ方がいい結果が出るだろうと思いました」

そのころの心境である。無鉄砲《むてっぽう》ともいわれる性格なのだという。立ち止まって考えている時間が彼女は何より嫌いだった。

〈できるかできないかやってみなきゃわからないなら、とにかくやってみよう〉

というのが村上清加の信条だった。先は遠いようにみえても、とにかく練習を始めるのにためらいはなかった。

半年ほど歩く練習をして、そこから走りへと進んだ。3カ月ほどして、やっと臼井から、

「そろそろ板バネを使っていいよ」

と声がかかった。

〈こんなはずじゃなかった〉

というのが第一印象だった。つけてすぐは立つことも歩くこともできなかった。走りに特化した競技用義足は、立って静止するのさえ難しい。使いこなすには想像以上の努力が必要なのだと彼女は悟《さと》った。

〈あっ、これだっ〉

と思わずハッとしたのは、さらに3カ月ほどが過ぎたころだ。練習していて耳元を風が吹き過ぎた。これだと感じたのはその瞬間である。

〈吹いてくる風と違う。自分で風をつくったんだ。自分で巻き起こしたんだ〉

脚を失って、いったんはあきらめた走りを再び取り戻した人々は、まったく同じことを口々に語る。

「ほおを吹き過ぎていく風がなにより気持ちよかった」

「風を感じたのが一番嬉しかった」

再び走れるようになった証明。それが「風」なのだ。村上清加もこうして待ちかねた瞬間を迎えたのだった。

「その瞬間、自分の周りがパーッと輝いた」

という記憶が残っている。喜びが彼女を練習へと駆り立てた。練習量が増えると、今度は大会出場や記録への意欲がわいた。明確な目標を持ちたいと思ったのである。

初めて本格的な大会に出たのは２０１１年5月だった。大分陸上の１００メートル。20秒79というタイムを聞いて、彼女は何かの間違いではないかと驚いた。Ｔ42女子の日本記録がまだ20秒台にとどまっていた段階で、初めからそんなにいい記録を出せるとは思いもよらなかったのである。

日本記録保持者であり、練習仲間でもある大西瞳《おおにしひとみ》はその大会で19秒台に入り、さらに18秒台へと進んだ。村上清加も懸命に後を追った。１００メートルの自己ベストは19秒88、19秒67、19秒59と走るたびに縮まった。

もともと陸上の経験はない。１５６センチの体はほっそりとしていて、さほど筋力に恵まれているようには見えない。会社勤めのかたわら、夜7時からの練習を週4回ほど。それでも力を伸ばせたのは、積極的に挑もうとする強い意志とともに、ヘルスエンジェルスという環境があったからといえるだろう。

一から練習する機会が定期的に用意されていて、親身になって面倒をみてくれるスタッフがいて、励まし合う仲間がいる。義足で走るためのノウハウ、それも実地《じっち》で積み重ねられたノウハウが蓄えられている。前に進もうという意欲さえあれば、回り道せず一気に伸びていける環境がヘルスエンジェルスにはあった。長い蓄積によって、一人一人の能力を伸ばす舞台が整っていたのである。村上清加のようにぐんぐん育っていく若手は、この活動の進化と成熟を表す一つの象徴といってよかった。

「ゴールは決めていません。まだいけると思います。なんについても積極的にやっていきたいと思うんです」

と語る彼女が、自分がたどってきた道を振り返ってみて思うのは、

〈脚を失って外へ出られなくなった人がたくさんいるなら、その人たちが外へ出ていくため

のきっかけを少しでもつくってあげたい〉
ということだった。輪はまた一つ広がろうとしていた。

「ビビッ」ときてサポート役に

臼井二美男の後に続くサポート役も増えてきていた。早くから臼井の手助けを始めた一人が沖野敦郎《おきのあつお》だった。

鉄道弘済会《こうさいかい》に入ったのは26歳だった2005年である。その前からヘルスエンジェルスの活動には加わっていた。義肢装具士《ぎしそうぐし》になるための専門学校に通い始めて1年目の2002年から練習会のスタッフに入っていたのだ。その時点で彼はもう、これこそが自分のやるべきことだと確信していた。

神戸出身で、山梨大学工学部の機械システム工学科に進んだ。そのまま大学院に進んで機械の研究を続けようと思っていた。将来はメーカーに勤めながら、好きな陸上競技を楽しめればいいというのがそのころの人生設計である。陸上は中学からで、短距離や走り幅跳びをやっていた。

卒業間近のある日、ふとテレビを見たのがきっかけだった。大好きな陸上競技が映っている。ところがその選手は見たこともない人工の脚を装着《そうちゃく》していた。

〈えっ、なんなんだ、これは……〉

いま思えば、それはヒザ継手《つぎて》のついた競技用の大腿義足だった。当時は義足も障害者スポーツも知らなかったが、その映像は印象的だった。精密《せいみつ》につくられた機械と陸上競技の両方が大好きなのだ。その二つが合体している希有《けう》な映像が、将来を模索しつつあった心をたちまちとらえたのである。

「ビビッときた。衝撃的でした」

というのがその時の心境だった。沖野はすぐにインターネットで調べた。義足やパラリンピックのことがわかってくると、それが具体的に卒業後の進路へと結びついた。

〈義足をつくりながら、陸上のノウハウを義足の選手たちに教えて、自分も一緒《いっしょ》に走ってみたい〉

機械が好きで陸上競技が好きな工学部の学生は、こうして決意してしまったのである。

天啓《てんけい》のように降ってきたひらめき。以前は思ってもみなかった進路。とはいえ決意は固かった。大学を卒業すると彼は専門学校に通った。義肢装具士の国家試験を受けるには専門学校を修了する必要があったのだ。1年生の時からヘルスエンジェルスのスタッフを務めつつ、3年間の課程を終えると、鉄道弘済会に入社して義肢装具士としてのキャリアをスタートさせた。

ふとした偶然から始まった道。が、自分がやりたかったことだという確信に揺らぎはなかった。義足づくりは思った以上に難しかったが、それもまたやる気をかき立てる力となった。

〈人体と機械を融合させるものとしては、これが一番難しいかもしれない〉

と沖野は感じた。ソケットをつくるにしても一人一人が微妙に違う。感覚もそれぞれ違う。同じ圧迫なのに一人はきついと感じ、別の一人はゆるいと感じたりもするのである。

新人義肢装具士の毎日には喜びと落胆《らくたん》がめまぐるしく交錯していた。うまくできればいいが、仕上げた義足が合わないと心底落ち込んだ。自分ががっかりするだけではない。一番ショックを受けるのは使う患者なのだ。

しかし、ぴたりと合う義足ができた時の嬉しさは何にも代えがたかった。

「痛くない、痛くない。これならなんの問題もなく歩けるぞ」

患者が喜ぶと悩みも苦労も吹き飛んだ。そんな時は、この仕事を選んで間違いなかったという思いがあらためてわいてくるのだった。

〈機械だけなら、条件さえそろえれば必ず同じ結果が出てくる。でもそこに人間がからむと、使う人物によって全然違う結果が出る。難しいけど、だから面白い。義足って深いものなん

だな〉

仕事のたびにそう感じた。機械と人との融合。それはゴールの見えない永遠のテーマなのである。

義足づくりに試行錯誤《しこうさくご》を繰り返しつつ、沖野はヘルスエンジェルスのサポートを続けた。そこでいつも思うのは、一人でこの活動を始め、地道に輪を広げてきた臼井二美男の苦労だった。

「最初にこういう活動を始めるのがどれだけ大変か、手伝っているだけでもわかります。患者さんに外に出てきてもらうのは本当に大変なことなんですよ。無理に走らせてるんじゃないかとか、けがをした時はどうするんだとか、否定的な意見もあったと思う。それを実際に行動に移すには、ものすごいエネルギーがいります。患者さんに、安心して私についてきてくださいというのを示さなきゃいけない。信頼関係が築けていなければできないんです」

実際に義肢装具士としてヘルスエンジェルスの活動に加わらなければわからなかったことだ。臼井はいつも変わりなく、気さくなおじさんといった風情《ふぜい》で走り手の面倒をみている。その裏側に膨大な努力と強靭《きょうじん》な意志の力が積み重なっているのだと思うたびに、後輩は畏敬《いけい》の念を感じずにはいられなかった。

練習会では転んでけがをする人もいた。しかし転んだ当人はちっとも気にせず、少しでも走る練習ができたのを喜んでいるのだ。沖野はそこに、臼井と患者たちが結んでいる深い信頼の絆を見た。

「臼井さんに頼り切り。臼井さんが敷いてくれたレールを、後ろからただついていっているだけ」

という沖野だったが、自分ならではのやり方も工夫してみた。時折は大会にも出る現役選手としての立場を生かそうと思い立ったのだ。もっと強くなっていずれはパラリンピックも目指したいというクラブの有志とともに、それぞれの仕事が終わってから夜の練習を始めたのである。

〈一緒に走れば、選手の息づかいを感じとれる。同じメニューをこなしていれば、選手がどんな状態なのか、どれだけしんどいのか、どこの筋肉が疲れているのかを体感できる。それは義足の調整に役立つはずだ〉

沖野はそう考えたのである。選手と同じように体を動かして、それを義足の調整にフィードバックする。これは確かに現役ランナーでなければ思いつかない工夫だった。

2008年の北京《ペキン》パラリンピックには日本代表の陸上チームのメカニックとして派遣された。春田《はるた》純《じゅん》に電話をして、本格的に競技に取り組むきっかけをつくったのはこの時だ。これも現役選手ならではのアプローチといえた。

走る練習は、健康のためにたしなむ程度でいいという者もいる。どうしてもパラリンピックに出たいと頑張る者もいる。一番多いのはその中間だ。ヘルスエンジェルスのメンバーはさまざまである。ただ、可能性を持っているのなら、できれば陸上競技の真髄《しんずい》に触れてもらいたいというのが、自身も選手でもある沖野の考えだった。

機械が好きで陸上が好きで、双方が合体した義足のランナーの映像を見た途端に「ビビッときた」若者。ヘルスエンジェルスは、知らず知らずのうちにさまざまな人物を吸い寄せるようになっていた。

ロンドンに刻んだ足跡

2012年、4年に1度のパラリンピック・イヤーがめぐってきた。ロンドン大会では陸上競技の日本代表に過去最多となる7人の義足アスリートが選出された。鈴木徹《すずきとおる》は4度目、佐藤真海《さとうまみ》は3度目の出場を決めて、再び世界に挑む機会を得た。

他に女子のT44クラスでは短距離の高桑早紀《たかくわさき》と短距離・走り幅跳びの中西麻耶《なかにしまや》が、また男子のT42クラスで短距離・走り幅跳びの山本篤《やまもとあつし》、男子のT44クラスでは短距離の佐藤圭太《さとうけいた》が代表名簿に名を連ねた。高桑や中西も、義足の調整などを通じて臼井二美男と縁の深い選手だ。そこにこの名前も載っていた。歴戦のパラリンピアンと肩を並べて初の代表に選ばれたのはT44男子の春田純である。

〈楽しく走れればいい。練習なんかそんなに熱心にやらなくたっていい〉

と思っていたころから、それほど月日はたっていない。突然の誘いに応じて北京に行ってからは競技の道をまっしぐらに進んできたが、パラリンピックの夢が簡単に実現するとは思っていなかった。「いつか、きっと」の「いつか」が、それこそいつやって来るのかは見当もつかなかった。トップは100メートルを10秒台で疾走《しっそう》する男子T44の短距離。頂点ははるかに遠かったのだ。

が、参加標準記録Aを突破する11秒台の記録がある。夢は手を伸ばせば届きそうなところまで近づいている。ロンドンの代表内定が選手に伝えられる時期になると、彼は深夜まで電話を待った。2日間ほどはほとんど眠らなかった。

〈仕方ない。ダメならダメでいい。頑張って仲間をサポートしよう〉

と半ばあきらめかけた時、ようやく電話がかかってきた。「補欠」の知らせである。正式発表までに故障者が出れば代わって選手団に入れるが、その可能性はほとんどない。これでは喜べない。と、しばらくしてから、

「リレー要員の枠で選ばれる方向だ」

と再連絡が入った。今度は朗報である。まだ手放しに喜ぶわけにはいかない。本当に行けるのか、それともどんでん返しがあるのか。なんとも中途半端な状況に身を置いたまま、春田は落ち着かない日々を過ごした。

短距離代表としての正式決定の通知が来たのは発表当日である。中ぶらりんの立場をやっと脱して彼はひと息ついた。それからじわじわと喜びがやってきた。

〈100メートルをずっとやってきてよかった。世界に挑むのがどんなに難しくても、あきらめずにこの種目を続けてきたかいがあった……〉

〈これで新しい体験ができる。また違う世界が見えてくるんだ〉

目の前に広々とした道が開けたのを春田は実感した。いままでは目をこらしても見通しのきかなかった「その先」が初めて見えたのだ。それまでは日本選手が近づくこともできなかった高みへと挑む最初の一歩である。およそ20年前、ひっそりと始まった「義足で走る」活動は、ここでもまた大きな成果を生んだのだった。

大西瞳もぎりぎりのところにいた。入った連絡はやはり「補欠」である。十分な力は示していたものの、車いすや視覚障害などの分野も含めて派遣人数の枠が決まっている代表の座にはわずかに届かなかった。

春までの実績で選考が行われたのが彼女にとっては不運だった。それ以降の記録の伸びが目覚ましかったからだ。ジャパンパラ大会で出した18秒02の日本記録は、1カ月後にまた

100分の1秒縮めていた。

実のところ、記録の伸びはそれどころではなかった。ロンドン代表が発表される直前に、彼女は厚い壁を打ち破っていた。

東京・夢の島陸上競技場で開かれた江東区春季陸上大会。シーズンになるとしばしば参加する一般の大会で、彼女は高校生や大学生に交じって100メートルに出場した。いつも以上に気持ちよく走れたのだが、なにしろ同走の健常《けんじょう》の選手たちは12秒台、13秒台で走る。その中では自分の速さが実感できない。いったいどれくらいのタイムだったのだろう。記録を確認して彼女は心底驚いた。17秒76という数字がそこに出ていた。

T42女子の100メートルの世界記録はその時点で15秒89だった。これは飛び抜けた記録で、16秒台のタイムなら世界のトップクラスといわれる。17秒台はそれに続く、いわばトップへの挑戦資格なのだ。一般大会とあって障害者陸上の公認記録とはならなかったが、17秒76は2012年の世界ランクに当てはめればひとけた順位に入る好タイムだった。

ロンドンはわずかな差で手のうちから消えた。とはいえ、彼女はついに世界と互角に戦えそうなところまで上りつめてきたのである。

「ほんと惜しかったと思います。でも運もありますから。自分なりには頑張っているけど、もっと頑張っている人たちもいますからね」

紙一重で逃した夢の舞台。悔しさをあまり表に出さなかったのは、トップの背中が思いもかけず近くに見えるのに気づいたからだ。悔しいからといって立ち止まってはいられない。このまま突き進めばきっと何かが起きる。悔しさの向こうに彼女は光を見たのである。

春田純と大西瞳の活躍に、義足のスポーツにかかわる人々は熱い視線をそそいだ。二人とも当初から競技を目指していたわけではない。いわば普通の若者だったのだ。そこに価値があった。それは走り始めたばかりの、あるいはこれから走ろうとしている人々を勇気づける奮闘《ふんとう》だった。

代表発表の数日後、ロンドンに関してもう一つニュースが流れた。世界陸上・大邱《テグ》大会に義足のランナーとして初めて出場し、400メートルで準決勝に進出して注目を集めた、あのオスカー・ピストリウスが南アフリカ代表としてオリンピック出場を決めたのだ。両脚下《か》腿《たい》義足のピストリウスは、全世界の義足アスリートの先頭を切って新たな次元へと進んだ。健常・障害の区別を超えたところで人間の可能性を示してみせたとも言えるだろう。

「義足の歴史の転換点ですね。一つにはものづくりのことがある。義肢の進歩の一つのあかしです。もう一つは人間としての側面。世の中が障害者を見る目が変わるでしょう。彼らがけっして身体的に劣っているわけではないのが証明されたんですから」

ニュースを聞いた臼井二美男はいつものように淡々と語って、だが少しだけ誇らしげな表情を浮かべた。

ロンドンパラリンピック。義足のアスリートたちは待ちかねた舞台にそれぞれの足跡を刻んだ。

鈴木徹の4度目の出場は、喜びと悔しさを等量ずつ味わう結果となった。F44と、上肢《じょうし》切断・機能障害のF45、F46が統合されたクラスである。ヒザの痛みは去り、体調もジャンプの調子もここにぴたりと合っていた。それまでの3大会にはなかったことだ。セカンドベストの1メートル98をクリアしたしなやかな体のさばきは、まさしく鈴木徹が長年にわたって練り上げてきた本来の跳躍《ちょうやく》だったと言っていい。

ただ、次に挑んだ2メートル01の跳躍はなんともいえない結末で終わった。最終3回目の試技で、体はみごとにバーを超えたと見えた。が、マット上に立ち上がろうとした鈴木の目の前で、わずかに揺れていたバーはポロリと落ちたのである。

世界と互角に戦える力を十分に示した4位。が、メダルはまたしても彼の手をすり抜けた。

〈いま持っているものはすべて出し切った。パラリンピックで初めて自分らしいジャンプができたんだ〉

〈だけど、それでもメダルには届かないのか。メダルを取るというのはこんなにも難しいことなのか……〉

1位は2メートル12。ジェフリー・スキバは2メートル04で2位。3位の記録は2メートル01。1位と3位は義足ではなく、下肢《かし》の機能障害と上肢切断の選手である。世界の頂点は、まるで逃げ水のように近づいてはまた遠ざかるのだった。

だが、満足と落胆が交錯する中で浮かび上がってきた思いがあった。それはたちまち彼の心を満たした。

〈可能性はある。課題も見えた。まだ目いっぱいじゃない。まだこの世界で勝負をしたい〉

健常の競技に並ぶほどレベルの高い中で最後までメダル争いができた。ステップを一段上がると、また次が見えてきた。まだやり切っていない。鈴木徹はためらわずに現役続行を決心した。

「職人みたいなものなんです、僕らって。技を磨き続けなければ落ちてしまうし、終わりが見えない。なかなか答えが出せなくて、いろんなやり方があって、自分のスタイルを見つけていくのが楽しい。もっともっと試してみたいですね」

スポーツに生きる人生を貫く。先が見えている限り、迷わずに次のステップを目指す。ハイジャンパーはロンドンで自分の志がまったく変わらないのにあらためて気づいたのである。

佐藤真海は9位にとどまった。それでも笑顔で競技を終えたのは、3回目のパラリンピック出場で初めて満足のいく跳躍ができたからだ。記録は4メートル70。また自己ベストを伸ばしたのである。

もちろん悔しさはある。まだ完成度が低いという反省も残った。ただし、踏み切り足から義足の硬さから、すべてをパラリンピックイヤーに変えるという思い切った決断が正しかったのは記録が証明していた。それに、おそらく生涯忘れられない感激も手にした。

「その日は小雨《こさめ》で寒かったんです。でも競技開始の時にはスタンドは満員になってました。それで私が1本目で4メートル70を跳《と》んだ時、オーッという歓声が上がったんですよ。ああ、あれはほんとに嬉しかったなあ。競技人生で初めてのことでしたから」

うすら寒い日にもぎっしりと埋まったスタンドからわいたどよめき。イギリスのスポーツファンは、オリンピックもパラリンピックも同じように熱心に観戦する見巧者《みごうしゃ》なのだ。観衆が発した歓声は、佐藤真海という選手がそのレベルまで上ってきたことの何よりの証明だった。

「幅跳びは続けますよ！　伸び盛りですからね」

帰国した彼女は自分のブログに書き込んだ。挑戦はまだ続くのだと佐藤真海は直感したのである。

「夢みたいな気持ちだった」

と言うのは34歳で初出場を果たした春田純だ。スタンドから観戦して、なんとしても出てみたいと決意した4年前。夢がかなって立ったパラリンピックの雰囲気は想像した通りだった。選手でなければ絶対にわからない感激がそこに待っていた。

競技の結果は伴わなかった。大会の華でもあるT44の男子100メートル。予選3組で走った春田はベストにほど遠い12秒69でレースを終えた。いいスタートから中間疾走に入ったのだが、迫力たっぷりに追い上げてくる欧米の選手たちが視野に入った途端、力みが出てリズムが崩《くず》れたのである。

〈そうか、これがパラリンピックなんだ。他の大会とは全然違うものなんだな〉

ベストに近い記録を出せば決勝進出も夢ではなかった。しかし大舞台はあっさりと初見参《はつけんざん》のランナーをはね返した。出てみて、走ってみて初めてわかった厳しさ、難しさである。

だが不思議に悔しさはなかった。走り終えてすぐ頭に浮かんだのはこれからのことだった。

〈30代になって11秒台を出して、34歳でパラに行ったんだ。ということは、やり方しだいでもっと記録も出るかもしれない。まだまだできるのかもしれないぞ〉

義足をつけて、おそるおそる走り出す。ふと競技に目覚めて、ひたすら上を目指すようになると、もう止まらない。最高峰の大会、すなわちパラリンピックを経験すれば、もっと高みへと行きたくなる。春田純もロンドンでその魅力にからめとられた。パラリンピックはまさしく人生を変えるのである。

義足の選手たちの未来へ向けて

臼井二美男は日本選手団の公式メカニックとしてロンドンに赴《おもむ》き、義足の陸上選手7人を担当した。

翌日の出発に備えて一行が成田空港近くのホテルに集合する日も、臼井は勤務先でいつもと同じように仕事をしていた。通常業務をこなし、留守の間の打ち合わせもして、やっと成田で一行に合流したのは夜になってからである。息つく間もなく翌朝はロンドンに向かう機上にいた。

〈さあ忙しくなるぞ。今度はどんな大会になるんだろう〉

飛行機の中では頭を空っぽにして休んでおきたい。それでも間もなく始まる大会のことを考えないではいられなかった。そこからの2週間、臼井にかかる責任はずっしりと重いのだ。しかしそれは楽しみでもあった。4年に1度だけ開かれる世界の祭典。臼井がずっと支えてきた若者たちの晴れ舞台である。どんなに忙しくとも、そのやりがいは何にも代えがたい。

8月25日ロンドン到着。パラリンピック開幕は29日。すぐに忙しい日課が始まった。練習場で、競技場で選手たちを見守り、義足に関するいっさいの面倒をみる。代表選手たちはみなお互いによく知っている間柄だ。とはいえ妥協《だきょう》はない。競技用義足の調整は選手の生命線である。

もちろん、それぞれ出発前に万全と思える準備を重ねてきている。しかし現地に入ってみると、また気になるところが出てくるのは避けられなかった。わずかであっても、そこからほころびが生じるかもしれない。現に、選手団がロンドン入りしてから、一人の選手の義足が折れるというトラブルが起きた。予備を使ってことなきを得たが、選手もメカニックも義足の調整には細心の注意を払わずにはいられなかった。

「ちょっとトラックが柔らかい感じがする。義足の角度をもう少し前傾にしてほしい」

「少し脚が内側に倒れるから、それを調整してください」

「ソケット、もうちょっときつくできませんか」

選手から出る要求は微妙きわまりない。本人にしかわからない繊細な感覚。それを察して、できるだけ理想に近づけていくのが臼井の仕事だ。彼は次々に寄せられる難題を黙々とこなした。選手を支える脇役であっても、この小柄な義肢装具士には誰もが一目置く存在感がある。臼井と向き合う選手の表情には、常に信頼と敬意の思いがにじんでいた。

大会が始まると臼井はますます忙しくなった。朝はさらに早くなり、7時前には練習場に出かけた。試合を控えた選手を見守り、求めがあれば義足の最終調整をし、本番が始まると競技場の観客席へと移動して試合を見つめる。競技が終わると選手を出迎えてねぎらい、義足に問題がないかどうかを細かくみてとる。その繰り返しだ。宿舎に戻って休む時間もない。選手村に帰るのは夜の10時、11時になった。

〈やっぱりきついなあ。そりゃもう57歳なんだからな〉

臼井はしばしば苦笑いを浮かべた。義肢装具士になって30年近く。パラリンピックにスタッフとして参加するようになってからも、もう12年がたっていた。陸上選手団の中では監督に次ぐ年長者だった。時差のある国にやって来て、休む間もなく早朝から深夜まで神経も体も使う仕事を続けていれば、それは疲れないわけがない。

だがそんな様子はいっさい見せなかった。ぐちをこぼしたり、きついと嘆いてみせたりはしないのが彼の流儀《りゅうぎ》だった。

〈いくら忙しくたって、それは人にはわからないことなんだ。それなら、わかってくれないと弱音を吐くより、前に向かってやるべきことをやった方がいい〉

それが臼井の考えだった。どんな時も骨惜《ほねお》しみせず、忙しく駆け回る姿は彼の生き方の象徴だった。

もう一つ、彼を勇気づける状況がこのロンドンにはあった。

〈ずいぶん増えたな。質も量もけっこう上がってるぞ〉

パラリンピックに集った各国の義足アスリートである。２０００年のシドニー以来、現地でパラリンピックを見てきているが、ロンドンにはかつてない数の義足選手が参加していた。

もっぱらヨーロッパ中心ではあるが、数だけでなく競技レベルも上がり、若手も台頭してきている。長く義足選手を支えてきた身として、それにまさる喜びはない。

12日間の大会が終わり、東京へ帰る飛行機に乗り込むと、臼井は安堵の吐息をついた。とりあえず大事な任務が一つ終わった。ただし、帰ればすぐに仕事だ。義足選手たちの活動もまた始まる。休んでいるひまはない。

機内で臼井は大会を振り返った。そこで見たものを思い出すと、これからの課題が頭に浮かんできた。

〈あんなに義足の選手が増えた。想像以上だ。義足でも走れるのがあちこちで証明されてきた結果に違いない〉

〈となると、日本だってもっとやれるはずだ。スポーツができるとは知らずに埋もれている人たち、何かやりたくて悶々《もんもん》としている人たちだってもっともっといるに違いない……〉

義足でも走れる。義足でもスポーツはできる。そう思いついて活動の輪を広げてきた人物として、取り組むべき仕事はまだまだ多いようだった。パラリンピックはその一部にすぎない。競技に至らなくとも、義足で走れるようになれば、それだけで人生そのものの幅が広がるのを臼井はよく知っていた。その機会をつくり、広げていくのが自分の役割なのだ。待っている人たち、何も知らずに悶々としている人々がいるのなら、自分も休んでいるわけにはいかない。

〈さあ、これからまた忙しいぞ〉

行きと同じことを臼井二美男は思った。息つく間もなく使命を果たしていく日々はさらに続いていくというわけだった。

謝辞
取材、執筆にあたり、多くの方々のご協力、ご支援をいただきました。
ありがとうございました。「義足で走る」活動を推進し、
支えてきたすべての方々の情熱と努力に、あらためて敬意を表します。
（著者）

【口絵写真について】
p1〜5、p8
撮影：高岡 登
撮影協力：財団法人鉄道弘済会　義肢装具サポートセンター
埼玉県障害者交流センター／埼玉県障害者陸上競技協会
※「平成24年度交流陸上競技大会」にて撮影
ヘルスエンジェルス
p6〜7
ロンドン・パラリンピック
写真提供：共同通信社

佐藤　次郎
さとう　じろう
東京新聞（中日新聞東京本社）編集委員兼論説委員
1950年横浜生まれ。
運動部時代はオリンピック種目を中心に担当し、夏季、冬季合わせて6回の五輪を現地取材。
ミズノ スポーツライター賞、JRA賞馬事文化賞受賞。
著書に『砂の王 メイセイオペラ』『孤闘 スケルトン越和宏の滑走十年』
『あした光りのなかで 成田真由美という伝説』『東京五輪1964』『1964年の東京パラリンピック』
『オリンピックの輝き ―ここにしかない物語―』 等がある。

ブックデザイン
金子 裕（東京書籍AD）

写 真
高岡 登

イラスト(P17)
稲森直嗣（有限会社モゲラ）

DTP
越海辰夫（越海編集デザイン）

編集協力
梅森 妙

編 集
植草武士（東京書籍）

義《ぎ》足《そく》ランナー

―義肢装具士《ぎしそうぐし》の奇跡《きせき》の挑戦《ちょうせん》―

2013年2月4日　第一刷発行 ／ 2020年12月4日　第四刷発行

著　者　佐藤次郎《さとうじろう》
発行者　千石雅仁
発行所　東京書籍株式会社
東京都北区堀船2-17-1　〒114-8524
03-5390-7531（営業）／03-5390-7455（編集）
URL=https://www.tokyo-shoseki.co.jp
印刷·製本　株式会社リーブルテック

ISBN 978-4-487-80764-2 C0095